Sylvie Casagrande

Prendre soin de soi en toute simplicité

AF153827

Sylvie Casagrande

Prendre soin de soi en toute simplicité

Naturopathie - Energétique - Spiritualité

Éditions Vie

Imprint

Any brand names and product names mentioned in this book are subject to trademark, brand or patent protection and are trademarks or registered trademarks of their respective holders. The use of brand names, product names, common names, trade names, product descriptions etc. even without a particular marking in this work is in no way to be construed to mean that such names may be regarded as unrestricted in respect of trademark and brand protection legislation and could thus be used by anyone.

Cover image: www.ingimage.com

Publisher:
Éditions Vie
is a trademark of
Dodo Books Indian Ocean Ltd. and OmniScriptum S.R.L publishing group

120 High Road, East Finchley, London, N2 9ED, United Kingdom
Str. Armeneasca 28/1, office 1, Chisinau MD-2012, Republic of Moldova, Europe
Managing Directors: Ieva Konstantinova, Victoria Ursu
info@omniscriptum.com

Printed at: see last page
ISBN: 978-3-639-88589-7

Prendre soin de soi en toute simplicité

Sylvie Casagrande

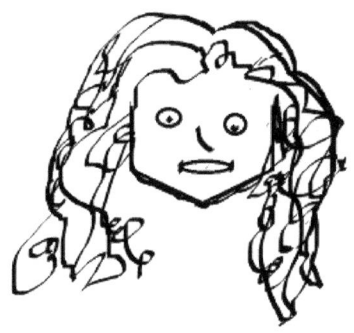

L'idée de ce livre est arrivée un beau matin d'automne, après de nombreuses années et tentatives pour trouver mes propres clés pour une vie harmonieuse dont je rêve. Mon chemin n'a pas été des plus simples, hypersensible j'ai longtemps suivi le « troupeau » et connu des années de déprime, de découragement, jusqu'au jour où l'élan de mon Ame (ce que j'appelle Ame est notre essence profonde, ce à quoi nous aspirons réellement) a été le plus fort et que j'ai suivi la voie de ce qui me tient à cœur et ce qui fait vraiment vibrer mes cellules. Après avoir dévoré de nombreux livres pratiques ou spirituels, suivi des formations de naturopathie, d'énergétique, de magnétisme, j'ai eu envie de vous résumer de façon simple et compréhensible, les grandes clés que j'ai mis tant de temps à comprendre et à intégrer.

J'espère avec ces quelques pages, ouvrir votre esprit et vous permettre de vous créer en toute simplicité et en douceur la vie dont vous avez toujours rêvé.

Ne me croyez pas sur parole, expérimentez les petits « trucs » que je vous invite à tester, c'est par l'expérimentation que nous pouvons faire l'expérience des enseignements et constater ceux qui nous sont bénéfiques. Car oui nous sommes tous différents et ce qui va être vrai pour l'un ne le sera pas pour l'autre, chacun d'entre nous a en charge de trouver ses solutions pour fonctionner harmonieusement.

Je vous invite donc à faire tout ce que d'habitude vous évitez de faire: expérimenter, être curieux, mettre en doute ce qui est écrit et chercher par vous-même, ainsi vous pourrez avancer vers vous-même (m'aime). Cheminez tel un enfant, ne prenez rien au sérieux, riez de tout et surtout de vos expériences ratées, peut être est-ce tout simplement cela le secret d'une vie heureuse…..

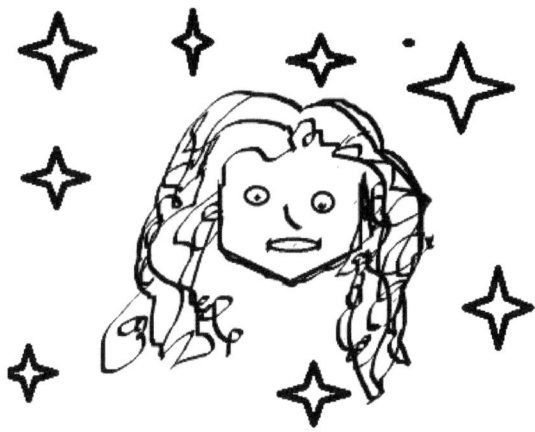

« Vous êtes porteur d'une source de vie où vous pouvez puiser pour vous purifier et vous transformer » Merlin l'Enchanteur.

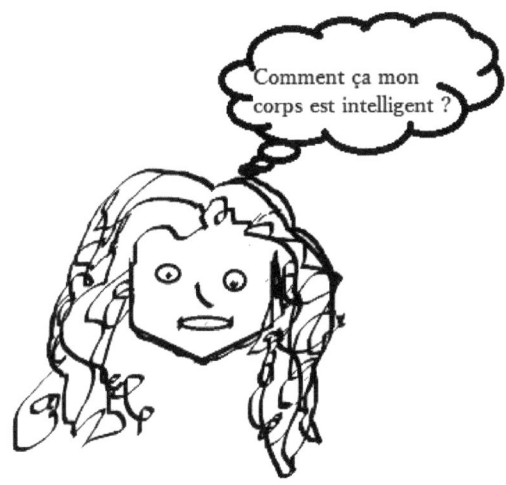

LE CORPS

INVITATION 1 :

a)   Pour traverser la vie, il vous a fallu choisir un véhicule, ce véhicule est votre corps. Il vous permet d'aller d'un point à un autre, d'appréhender ce qui vous entoure par différents sens : le toucher (c'est chaud, c'est froid), la vue (c'est beau/c'est laid), l'odorat (ça sent bon/ça sent mauvais), l'ouie (j'aime/j'aime pas cette musique), le goût (c'est doux, c'est piquant). Jusqu'à des temps récents, notre corps était considéré comme une machine mécanique, or avec les avancées scientifiques nous revenons sur nos pas et constatons que notre corps est INTELLIGENT ! Chaque partie de ce corps, chaque muscle, chaque nerf, chaque cellule a une intelligence qui s'exprime, bref notre corps est vivant.

Etant doué d'intelligence, il nous parle, dans son langage à lui qui est relativement simple : douleur, bien être. Il nous indique par des douleurs si nous sommes sur le bon chemin ou pas, plus intelligent encore, en fonction du problème rencontré, il va émettre une douleur à un endroit précis. Exemple : dans les médecines millénaires, le foie est relié à l'émotion colère et si vous êtes attentifs aux signaux que vous adresse votre corps, vous sentirez la prochaine fois que vous serez en colère soit un pincement, un picotement, une douleur dans la région de votre foie, une autre émotion la peur, reliée aux reins et à la vessie, lorsque vous ressentez une grosse frayeur vous avez envie irrépressible d'uriner ou encore un lumbago. Si vous souhaitez aller plus loin sur ce sujet, il existe de nombreux ouvrages de décodage biologique qui pourront vous éclairer.

La première invitation qui vous est faite est donc la suivante : Ecoutez ce que votre corps vous dit. Une douleur n'est jamais là par hasard, c'est l'intelligence de votre corps qui vous indique que quelque chose ne va pas dans votre vie. Si vous faites fi de cette indication la douleur peut devenir de plus en plus violente, jusqu'à évoluer en maladie s'il le faut, votre corps a un message à vous faire passer, il fera tout ce qui est en son pouvoir pour que vous l'écoutiez.

Bien sûr il n'est pas question d'avoir la connaissance immédiate du pourquoi du comment, il n'est pas nécessaire de retenir par cœur un livre de décodage biologique, il vous suffit déjà de reconnaitre que vous avez mal ici ou là pour que votre corps se détende un peu et que la douleur s'évapore quelque peu.

Votre corps vous parle, vos cellules vous parlent faites un pas vers eux, écoutez les.

EXERCICE : Asseyez- vous dans un endroit au calme, respirez lentement et profondément, fermez les yeux. Commencez le « scan » de votre corps en commençant par les pieds jusqu'à la tête, ai-je des tensions, des picotements, des douleurs, du froid, du chaud, des irritations, etc…. ? Avec ce simple exercice vous vous mettez à l'écoute de votre corps. Si vous le souhaitez à la fin de votre « scan » vous pouvez émettre une pensée à l'attention de votre corps, par exemple : mon corps j'ai entendu que tu as quelque chose à me dire, je ne sais pas ce que cela signifie mais je te remercie de ton aide et de me porter chaque jour.

INVITATION 2 :

b)   Votre véhicule est comme une voiture, sans le bon carburant il ne peut avancer, on ne met pas du gazole dans un moteur à essence sous peine de le voir se casser. Votre corps fonctionne de la même façon, pour qu'il puisse vous amener là où vous le souhaitez, vous avez la charge de lui donner le carburant dont il a besoin.

Là encore, vous pouvez le faire de façon très simple : écoutez vos envies et pas ce que dit tel ou tel article dans le journal ou telle émission à la télé. Chaque jour nous sommes abreuvés de nouvelles découvertes qui sont contredites quelques années après, il est difficile de s'y retrouver ou plutôt il n'est pas aisé de se repérer dans cette masse d'information si l'on n'est pas à l'écoute de son corps. Qu'est ce qu'être à l'écoute de son corps ? Tout simplement c'est manger des pommes si l'on a envie de pommes même si dans tel bouquin on nous dit que pour nous la pomme n'est pas bonne pour telle et telle raison, qui peut savoir ce qui est bon pour nous à part notre propre corps ? Je vois trop souvent en consultations des personnes qui se privent de ce dont ils ont envie sous prétexte que la « mode » du moment c'est l'allergie au gluten, ils ne savent plus quoi manger, certains me disent même qu'ils ont l'impression de ne plus avoir de plaisir. Je leur demande alors si depuis qu'ils ont banni le gluten de leur alimentation leur corps va mieux. Le plus souvent la réponse est non, sauf pour les personnes réellement allergiques au gluten bien entendu, la nuance étant que ces personnes là sont heureuses depuis qu'elles ne mangent plus d'aliments contenant du gluten, ce n'est pas une privation pour elles mais une renaissance, un regain de vitalité.

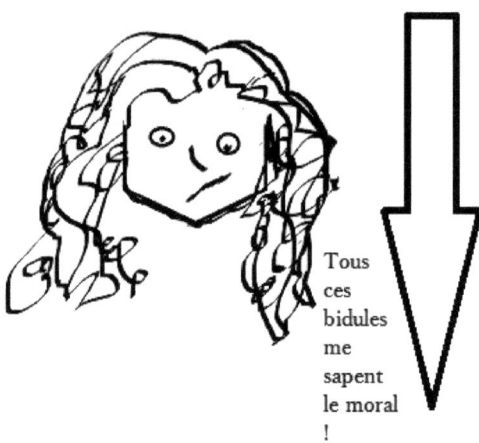

Tous ces bidules me sapent le moral !

Ecouter ses envies ne veut pas dire non plus se laisser aller à toutes les folies en matière d'alimentation, nous le savons maintenant le sucre raffiné est un poison dont nous avons été abreuvés depuis petits et dont nous sommes devenus addicts, il figure même dans la préparation des plats cuisinés !

Cela demande quand même un petit effort de réflexion, la satisfaction d'une envie de chocolat peut être bénéfique car elle signale que nous manquons de magnésium parce ce que nous sommes dans une période stressante par exemple et fournir ce carburant à notre corps est intelligent, par contre avaler la tablette de chocolat dans la journée est nocif.

Faire attention à la qualité des aliments que vous consommez fait également partie de ce qui vous est nécessaire pour conserver la santé et l'optimisme. Le bio est à la mode, ça n'est pas sans raison ou plutôt ça n'est pas que pour des raisons de marketing ou de business mais surtout du bon sens qui refait surface, privilégiez les aliments de saison, frais, produits sans pesticides, ce sera déjà un bon début.

Les huiles que vous consommez ont également leur importance, exigez des huiles extraites par pression à froid qui ainsi conservent toutes leurs propriétés en omégas 3 entre autres, votre corps vous en remerciera.

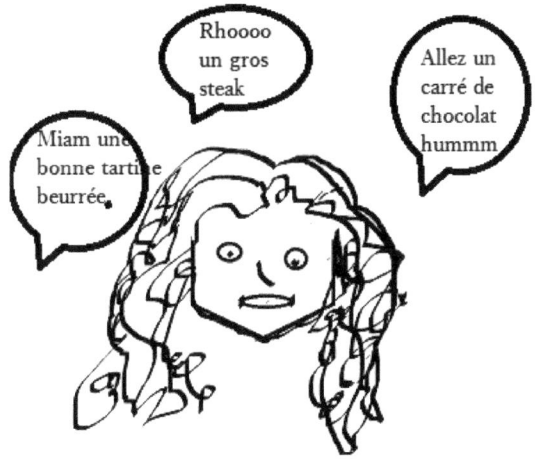

Cette invitation sera donc celle d'écouter vos envies, avec un petit moment de réflexion, est ce que ce dont j'ai envie est bon pour ma santé ou pas ? Pourquoi ai-je envie de cet aliment ? regardez les vitamines et minéraux contenus dans l'aliment ou encore les vertus de cet aliment, vous serez souvent surpris de l'intelligence de votre corps qui envoie lui-même un message à votre cerveau en lui indiquant qu'il a besoin de magnésium par exemple, ce qui se traduit dans votre pensée par une envie de chocolat.

Soyez curieux, si vous souhaitez en savoir plus sur l'alimentation documentez vous, participez à des conférences, des stages, nous sommes dans un monde fabuleux où la connaissance est à notre portée relativement facilement, il suffit juste d'ouvrir la petite porte de la curiosité pour parfois apprendre des vérités qui nous changent la vie.

Désir	Ce qu'il vous faut	Quels aliments consommer
Chocolat	MAGNESIUM	Noix, graines, fruits et légumes
Sucre	CHROME	Brocolis, raisins, fromage, poulet
	CARBONE	Fruits frais
	PHOSPHORE	Poulet, bœuf, poisson gras, œufs, produits laitiers si tolérés, noix, légumes
	SULFURE	Canneberge, radis, choux, choux fleur
	TRYPTOPHANE	Fromage, raisins, patates douces, épinards
Pains, Pâtes	NITROGENE	Aliments protéinés : viande, noix, poissons gras, légumineuses
Aliments gras	CALCIUM	Lait bio, fromage, légumes verts
Aliments salés	CHLORIDE	Poissons gras, fromage de chèvre
	SILICONE	Noix, graines

Si vous êtes déconnecté depuis trop longtemps de votre corps et de vos envies, vous pouvez dans un premier temps vous faire aider par un praticien de santé tel un naturopathe afin de faire avec lui un bilan de vos carences et/ou intoxications.

EXERCICE : Au calme, prenez une feuille de papier et notez ce que vous avez mangé la veille. Décrivez dans quel état vous vous sentiez après ces repas : digestion parfaite ou pas, fatigue, l'état des douleurs, votre humeur, tout ce qui vous passe par la tête. A la fin de cette liste, demandez vous ce que vous auriez envie de manger au prochain repas. Faites vous confiance et n'oubliez pas que votre corps est intelligent.

INVITATION 3 :

C) Portez attention à votre équilibre Acido-Basique. Cet aspect de la nutrition est peu connu du public et pourtant il constitue l'une des bases de l'alimentation naturopathique. Notre corps contient des acides (par exemple l'acide chlorydrique produit par l'estomac) et des éléments basiques. Avec le temps et l'âge notre organisme a tendance à s'acidifier. Ceci ne poserait pas question si l'on ne s'était aperçu depuis longtemps qu'un organisme acide fait le lit de nombreuses pathologies, allant des douleurs articulaires, en passant par l'arthrose et pour finir par des maladies beaucoup plus importantes.

Maintenir son organisme dans un bon équilibre entre les acides et les bases est donc primordial pour se sentir bien dans son corps. Cet équilibre se traduit par un PH dans les urines de 6,5 à 7,5, l'idéal étant 7.

Comment savoir si votre organisme est trop acide ? Il vous faut pour cela vous procurer du papier tournesol en pharmacie, il s'agit d'un papier qui réagit et se colore en fonction du taux d'acidité.

EXERCICE : Sur 3 ou 4 jours vous allez mesurer le taux d'acidité de votre urine et noter les résultats sur une feuille. Vous commencez le matin au réveil (au 2eme jet d'urine) vous mesurer à l'aide de votre bandelette de papier. Notez qu'il est normal que le taux d'acidité soit élevé après la nuit. Faites ensuite la même mesure avant le déjeuner du midi, le soir avant de diner et notez le résultat. Au terme de vos 3 ou 4 jours dégagez une moyenne pour chaque moment de la journée. Si votre moyenne est en deçà de 7 il est bon de rééquilibrer votre alimentation afin de modifier le taux d'acides dans votre corps en sachant qu'il ne s'agit pas de supprimer les aliments acides de votre alimentation mais plutôt de rajouter des aliments basiques afin d'équilibrer le taux.

Acido boulot dodo ....

Basique ça pique ....

trop compliqué

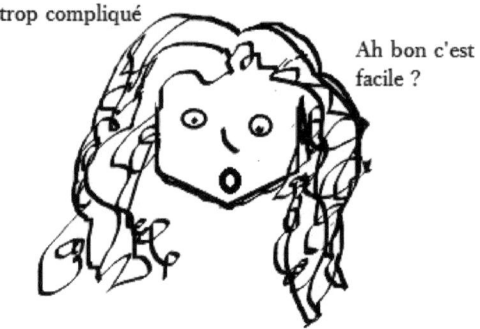

Ah bon c'est
facile ?

Aliments Acides

Viandes,
céréales,
alcool,
lait de vache non bio,

condiments
epices
patisseries
sucres industriels

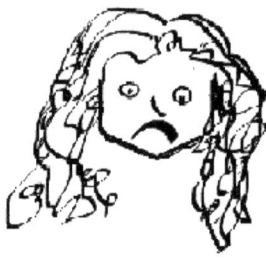

café
chocolat
pain
pates
certains fruits

Aliments alcalinisants (basiques)

Tous les légumes
Tous les fruits sauf l'abricot, la prune
le beurre bio

Formule à appliquer :

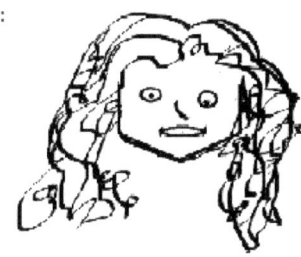

aliment acide
+
aliment alcalin
=
santé préservée

INVITATION 4 :

d) Apprenez à détoxiner votre organisme Les excès, la mal bouffe encrassent le corps, les principes naturopathiques conseillent d'effectuer régulièrement une diète ou une mono diète (notamment au printemps et à l'automne), comme le faisaient nos ancêtres avec le jour de jeûne. Il n'est pas toujours facile d'intégrer dans notre mode de vie actuel ces journées de diète, aussi je vous propose une solution alternative qui consiste à consommer les aliments nécessaires pour détoxiner votre corps.

A détoxiner	Aliments à consommer
SANG	Feuilles vertes, chlorophylle, raisin noir, origan, ail, eau de coco, piment de cayenne
LYMPHE	Eau citronnée, asperges, laitue, algues, carottes, fraises, exercices physiques
FOIE	Citron, romarin, concombre, feuilles vertes, pamplemousse, betteraves, carottes, epinards, roquette, pommes, ail, curcuma, pissenlit
VESICULE BILIAIRE	Romarin, avocat, concombre, lentilles, tomates, pastèque, haricots verts, ail, betteraves, pommes, roquette, oignon, patate douce
PANCREAS	Epinards, choux, cerises, brocoli, patates douces,

	ail, myrtilles
REINS	Huile d'olive, curcuma, airelles, myrtilles, choux fleur, poivron rouge, oignon, ail, choux, framboises, pommes
INTESTINS	Chlorophylle, ananas, artichaut, aubergine, papaye, lentilles, psyllium

Il existe une manière toute simple pour savoir si ce que vous mangez vous convient, il s'agit d'observer vos selles. Celles-ci doivent former un boudin marron moulé qui ne colle pas aux parois du toilette. Pour le cas où elles sont collantes, détoxinez votre vésicule biliaire, si elles sont collantes et blanches détoxinez votre foie et votre vésicule, enfin si elles ne sont pas moulées, effectuez un nettoyage de vos intestins et consommez des probiotiques afin de réensemencer votre flore intestinale.

INVITATION 5 :

e) Limitez votre consommation de lait de vache. Depuis de nombreuses années, nous sommes mal informés sur l'effet du lait de vache sur notre santé. A l'age adulte, nous n'avons plus les enzymes nécessaires pour digérer ce type de lait, et plus grave, en consommer altère notre santé. Il contribue à l'acidification de l'organisme (ce qui favorise les problèmes osseux) et peut favoriser le diabète de type 1 entre autres. Nous sommes persuadés que sans la consommation de ce fameux lait, nous encourons des risques de fractures, des carences en calcium, ce qui est faux pour les fractures et peut être corrigé en consommant d'autres sources de calcium qui sont : le chou, les haricots verts, les épinards, les haricots blancs, les pois chiches, le cresson, les amandes, les figues et les oranges.

Meuhhhh non
c'est pas lait

c'est laid na !

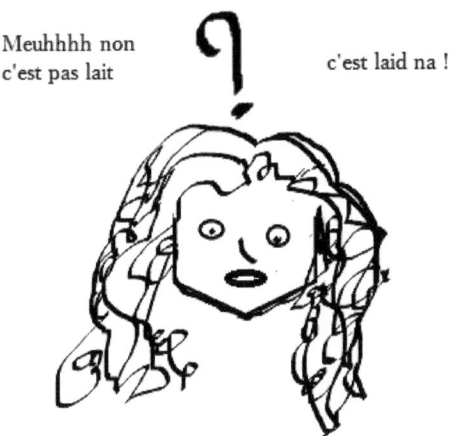

D'autre part, seul le lait de jument est quasi identique dans sa composition au lait humain, de plus il contient des enzymes stimulant les défenses immunitaires. Bien sûr le lait de jument est moins répandu que le lait de vache et donc beaucoup plus onéreux. Si vous ne pouvez vous passer de lait ou de produits laitiers, dirigez vous vers les laits végétaux : lait d'amande, de soja, de noisette, etc…. goûtez, testez tant que vous voulez mais surtout essayez des alternatives à un aliment qui vous fait plus de mal que de bien.

INVITATION 6 :

f) Prenez conscience de votre énergie. Toutes les traditions orientales en parlent, nous ne sommes pas constitués que d'un corps physique, nous sommes en réalité bien plus imposants que cela pourvu que l'on prenne conscience des corps énergétiques qui entourent notre corps physique.

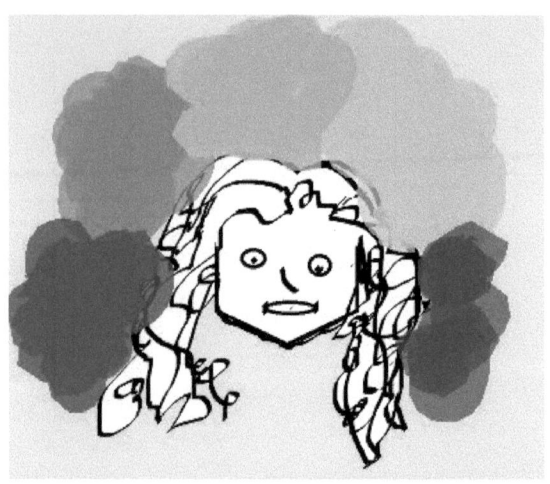

En médecine traditionnelle Chinoise, l'énergie transite par l'intermédiaire des méridiens d'acupuncture, en médecine Indo Tibétaine, elle transite par les chakras et se diffuse dans le corps physique. Cette notion d'énergie est difficile à appréhender pour nos cultures occidentales où elle a été totalement oubliée, cependant, il me semble aisé de constater que ces médecines ont plus de 5000 ans et ont fait leurs preuves dans le monde, il est simple pour notre esprit d'occidentaux de raisonner en ces termes, à savoir que ce n'est pas parce qu'une chose ne se voit pas qu'elle n'existe pas et qu'il est étonnant d'avoir des résultats sur des pathologies en utilisant la stimulation des points d'acupuncture par exemple.

Une façon toute simple de prendre conscience de l'énergie que nous dégageons est de s'asseoir dans un endroit calme, frotter ses mains quelques minutes, les écarter et ensuite les rapprocher doucement. A un moment vous sentez une résistance entre vos 2 mains, vous sentez votre énergie !

Que nous soyons spirituels ou non n'y change rien, nous sommes situés entre le ciel et la terre et recevons par nos corps énergétiques l'énergie de la terre (tellurique) ainsi que celle du ciel (cosmique). Tout l'art de la santé pour un énergéticien consiste à faire en sorte que ces énergies que nous captons puissent être véhiculées sans barrages de bas en haut pour l'énergie tellurique, de haut en bas pour l'énergie cosmique. Vous êtes sceptiques ? je vous donne un exemple simple la lune : il est admis que l'énergie lunaire exerce des effets sur la mer par l'intermédiaire des marées qui sont rythmées par les mouvements de lune. Or nous sommes constitués de plus de 70 % d'eau, croyez vous que l'influence de la lune ne s'exerce que sur la mer ? D'ailleurs nombre d'entre nous ont du mal à dormir pendant les pleines lunes.

Encore une fois, ne croyez pas ou ne rejetez pas ce que vous êtes entrain de lire sans faire vous-même l'expérimentation de ce qui est énoncé, documentez vous si cela vous intéresse mais ne fermez pas la fenêtre à cette idée d'énergie. L'exercice ci après va d'ailleurs vous donner le moyen de tester mes écrits.

EXERCICE : Debout, jambes écartées (écartement correspondant à l'écartement du bassin), respirez calmement. Fermez les yeux et imaginez une bulle de savon au dessus de votre tête, la bulle grossit et vous enveloppe entièrement en passant sous vos pieds. Cette bulle énergétique vous permet de vous protéger de l'extérieur. Une fois que vous avez réussit à visualiser votre bulle autour de vous, vous pouvez vous amuser à tester son existence. Le plus facile est avec les animaux qui sont très réceptifs aux énergies, si votre chien ou votre chat s'approche de vous pensez à votre bulle, pensez qu'elle grossit et vous protège. Si celle-ci est bien faite, l'animal fera demi tour.

Vous pouvez également la tester dans les transports en commun, surtout s'il y a beaucoup de monde, pensez à votre bulle, elle grandit et les gens s'écartent de vous. Ce n'est pas une vue de l'esprit ou de la magie, c'est ce que nous disent depuis 5000 ans les sagesses orientales, nous avons une dimension énergétique.

INVITATION 7 : RESPIREZ.

Si tant est que l'on admet que nous sommes aussi des êtres énergétiques, on comprend aisément que l'on ne se nourrit pas que de matière solide mais également de particules d'énergie en d'autre termes d'air (appelé Qi par les Chinois, Prana par les Indo Tibétains). L'air que nous respirons est aussi important que la nourriture que nous donnons à notre véhicule. Si l'on a des doutes on peut se rappeler que le premier « geste » du bébé quand il vient au monde est de respirer….Or il s'avère qu'avec le passage à la position debout, beaucoup d'entre nous ont perdu l'habitude de respirer correctement, pour peu qu'on rajoute une couche de stress par là-dessus et nous nous retrouvons avec un diaphragme tout compressé et un plexus solaire (chakra et centre nerveux) qui n'est pas au mieux non plus. Il en résulte un manque d'oxygène dans le sang, qui entraine entre autres une compression du cerveau et un mauvais fonctionnement de nos organes internes. En nourrissant notre corps d'oxygène, nous permettons à non seulement à notre cerveau de mieux fonctionner donc d'avoir des idées plus claires, mais également à nos muscles de se détendre sans pour autant perdre de vitalité, n'est ce pas fantastique ? Encore mieux, que n'importe quel médicament pour se détendre, il vous suffit de pratiquer régulièrement la respiration complète pour barrer la route au stress négatif qui vous assaille dans les moments difficiles, il suffit juste encore une fois d'y penser, de vous entrainer afin que respirer de façon optimale devienne aussi automatique que de boire quand vous avez soif.

Il n'est pas nécessaire de prendre des cours de yoga ou de sophrologie pour apprendre à respirer, s'exercer un peu chaque jour en persévérant si cela vous est difficile au départ, de nombreuses vidéos existent sur le web afin de vous aider à cet apprentissage.

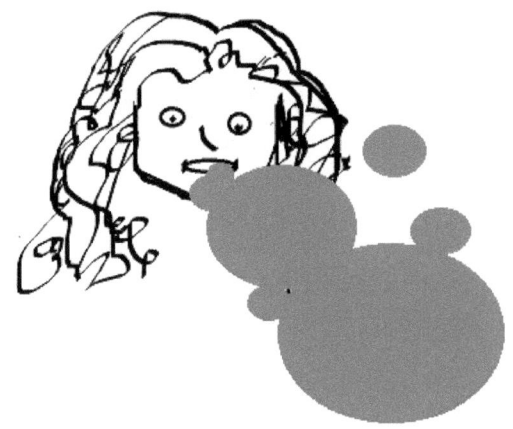

EXERCICE : Allongé sur le dos, dans un endroit calme, placez une main sur votre ventre et l'autre sur votre poitrine. Inspirer lentement de l'air en gonflant d'abord votre ventre, ensuite vos poumons et laissez l'air monter jusque dans la région scapulaire (des épaules, oui l'air monte jusque dans les épaules). Retenez votre respiration quelques secondes. Expirez lentement en vidant d'abord la région scapulaire, les poumons et enfin le ventre qui doit se rentrer légèrement. Attention toutefois à ne pas forcer les choses et gonfler ou rentrer le ventre sous l'effet de la contraction musculaire, seul l'air le fait gonfler et le vide d'air se dégonfler. Vos mains servent dans cet exercice à vérifier si vous effectuez bien le mouvement, elles montent et descendent en fonction de l'inspiration et de l'expiration. Les premières fois peuvent vous donner de légers vertiges, c'est normal étant donné qu'il y a un afflux soudain d'oxygène et que vous n'y êtes pas habitués.

Cette respiration effectuée 3 fois chaque soir avant de vous endormir vous assure une nuit plus paisible, pensez-y.

INVITATION 8 :

Devenez conscient de la qualité de l'eau que vous consommez. Je l'ai déjà précisé plus avant, nous sommes composés de plus de 70 % d'eau, il est donc important de porter attention à la qualité de l'eau que nous consommons. D'autant plus lorsque nous savons que certains messages biochimiques naviguant à l'intérieur du corps sont directement portés par l'eau dont nous sommes composés. Encore une fois, il est difficile de s'y retrouver dans les conseils donnés ici et là, dans les campagnes de pub diffusées pour telle ou telle eau, il faut savoir que c'est un marché énorme et tout est bon pour nous faire avaler la bouteille.

Je vais tâcher de vous donner des conseils simples afin de mieux choisir votre eau, celle qui sera adaptée à votre organisme et au moment de votre vie.

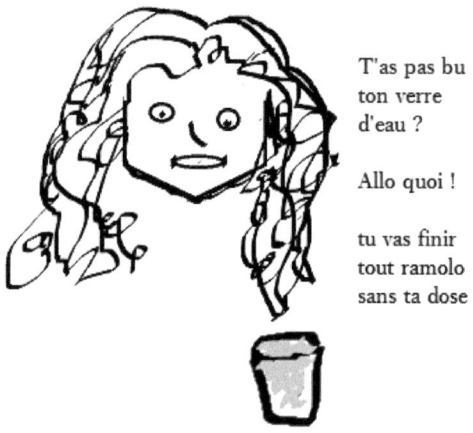

T'as pas bu
ton verre
d'eau ?

Allo quoi !

tu vas finir
tout ramolo
sans ta dose

En général, je déconseille de boire de l'eau du robinet. Pourquoi ? parce qu'il s'agit d'une eau « nettoyée » dans les stations d'épuration, qui par conséquent contient bon nombre d'agents que nous ne désirons pas absorber, notamment des résidus de médicaments absorbés par les populations alentours et qui ne sont pas détruits par le traitement infligé à l'eau. De plus, certaines canalisations sont extrêmement vieilles et l'eau peut ainsi se charger de métaux lourds avant d'arriver dans votre verre. Préférez l'eau en bouteille (bien que le fait qu'elles soient stockées dans des bouteilles en plastique ne soit pas écologique). Pourquoi ? d'une part ces eaux subissent des contrôles très stricts, souvent plus poussés que pour les eaux de ville, ce qui est à mon sens une garantie sur la qualité du liquide. Bien entendu, étant donné le taux de pollution du sol partout sur notre planète, on ne peut trouver d'eau pure.

En règle général il est conseillé de boire des eaux faiblement minéralisées (on peut juger de la minéralisation d'une eau en regardant l'étiquette où sont indiqués les minéraux, regarder sur le chiffre mentionné à « Résidu à sec », plus il est faible, moins l'eau est minéralisée. Il est inutile de surcharger les reins et de leur donner trop de minéraux à filtrer, par contre il est bon de boire 1,5 à 2 Litres d'eau par jour afin de nourrir mais également faciliter l'élimination des toxines.

Il est important de boire un verre d'eau à jeun le matin, et ensuite de consommer de l'eau même sans sensation de soif, lorsque l'on a soif il est déjà trop tard, le corps est en manque d'eau.

Si a certaines périodes vous vous sentez fatigué, il peut être bon de boire alors des eaux fortement minéralisées, celles-ci vont contribuer à recharger votre organisme et à vous redonner la vitalité manquante, cependant, jamais plus d'une semaine pour les eaux type Vittel, Contrex, etc….

Enfin, je vous conseille de dynamiser votre eau. En effet, l'eau stockée en bouteille est dite « morte », elle ne vibre plus, vous ne bénéficiez donc plus des vibrations dynamisantes qu'elle contient habituellement. Eh oui, l'eau est un élément vivant et à ce titre apporte de la vie à votre organisme.

Si vous souhaitez aller plus loin sur le sujet, vous pouvez vous documenter sur les travaux du Dr Emoto sur la mémoire de l'eau, et vous découvrirez peut être un monde qui vous est totalement inconnu et qui pourtant émerveille.

EXERCICE : Afin qui vous puissiez vérifier par vous-même l'importance de la vitalisation de l'eau, je vous invite à vous verser 2 verres d'eau, vous aller à l'aide d'une petite cuillère « touiller » cette eau, c'est-à-dire tourner la cuillère pour créer un tourbillon, et ce pendant quelques minutes. Buvez les 2 verres et comparez. Quelle est la plus fraiche selon vous ? Y'a-t-il une différence de goût ou de sensation ?

INVITATION 9 :

Prenez conscience que votre corps possède une fabuleuse intelligence. En effet, nous le croyons figé et pourtant chaque organe, chaque tissu est en mutation, chaque cellule est vivante, évolue en permanence et se régénère. Eh oui, nous changeons naturellement de corps tous les 15 ans !

Notre foie se régénère tout seul en moins d'une semaine, les cellules de l'intestin en 3 jours, les os en 4 mois, la peau en 1 mois ½. Non seulement il fonctionne tout seul sans que nous ayons à intervenir mais il se modifie et se régénère naturellement pour peu que nous fassions l'effort de bien nourrir ces cellules, de les hydrater, de les entretenir et d'écouter ce que le corps essaye de nous dire, car oui le corps parle, à sa manière, se dérègle si quelque chose ne lui convient pas, actionne des douleurs si nous ne modifions pas notre comportement et peut aller jusqu'à la maladie si nous ne l'avons pas entendu. De nombreuses expressions populaires nous indiquent que cette notion est connue depuis des temps anciens et chaque partie du corps possède une symbolique qui nous permet d'avoir accès à notre inconscient :

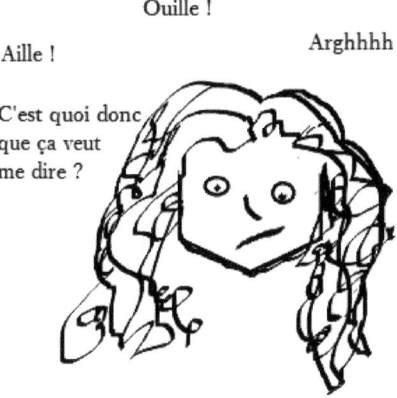

Ouille !

Aille !

Arghhhh

C'est quoi donc que ça veut me dire ?

- j'en ai plein le dos (les maux de dos indiquent parfois que la personne porte trop de responsabilités et se sent submergée)

- Ça me reste sur l'estomac (l'estomac représente notre capacité à digérer les aliments mais aussi les évènements)

- Un problème aux jambes peut signifier que nous avons du mal à avancer dans une situation donnée

- Un problème aux yeux peut signifier qu'il y a quelque chose que nous ne voulons pas voir

Le décodage biologique nous offre une grille de lecture des maux du corps, à cependant ne pas prendre à la lettre car chaque individu est différent et les règles d'interprétations peuvent parfois être erronées pour certaines personnes.

INVITATION 10 : Passez à l'action !

Je vous propose quelques petits exercices à intégrer dans votre quotidien, qui vont vous permettre de prendre soin de votre énergie et de rester serein malgré les imprévus.

L'homme est situé entre le ciel et la terre, il se tient debout ce qui fait de lui une sorte d'antenne pour l'énergie provenant de la terre (énergie tellurique) et l'énergie du ciel (énergie cosmique). Vous connaissez sans doute ce sentiment de fluidité ambiante quand votre journée se passe à merveille et que tout s'enchaine correctement. Cette fluidité correspond au fait que les énergies telluriques et cosmiques vous traversent sans entrave et que vous êtes centrés dans votre corps. Ce sont des concepts très abstraits pour les occidentaux, cependant, certains de mes patients ont résolu leurs vertiges grâce à des exercices leur permettant d'être mieux ancrés à la terre (mieux connectés à l'énergie telluriques) ou encore d'être plus centrés. Les exercices que je vous propose peuvent entrer dans votre routine matinale, ce qui vous permettra de mieux faire face aux aléas de votre journée sans avoir eu recours à des médications, si les évènements se précipitent au cours de la journée, il vous est possible en quelques secondes de retrouver votre équilibre en pratiquant l'ancrage et le centrage. Ces pratiques sont également utiles aux « écervelés » qui oublient tout, aux maladroits qui se cognent régulièrement, à ceux qui trébuchent, perdent l'équilibre, etc….

BANZAIIIIIIIIIII !!!!!!!!!!!!!!

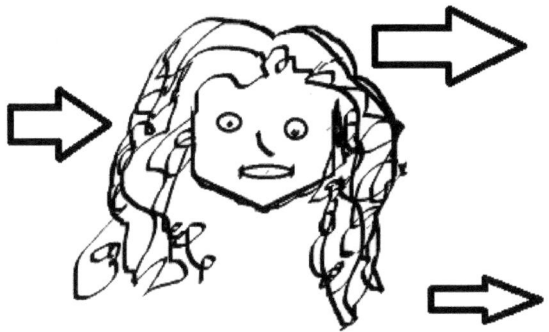

EXERCICE : Debout pieds écartés à la largeur du bassin. Détendez vous et faites 3 respirations complètes. Les yeux ouverts, montez vos bras au dessus de votre tête et joignez les mains, redescendez les bras mains jointes devant vous en vous focalisant sur une ligne verticale parfaitement droite, descendez les mains jusqu'à votre nombril et baissez les vers le sol. Il s'agit là de votre exercice de centrage. Pour l'ancrage fermez les yeux, prenez conscience de la plante de vos pieds (comment sont ils posés, quels sont les points d'appui ?), visualisez ensuite des racines poussant de vos pieds et naviguant profondément dans la terre, jusqu'au centre de la terre. Avec la pratique vous sentirez bientôt l'énergie terrestre monter dans vos jambes et venir vous nourrir de sa force.

Si vous avez la chance de posséder un jardin avec un arbre de grande taille, essayez d'effectuer ces exercices à son pied, les arbres dégagent une énergie qui accentue l'ancrage et le centrage.

L'ESPRIT

« La vérité absolue n'existe pas, chacun porte en lui sa propre vérité »

Nous sommes des êtres physiques certes, mais dotés d'un esprit fort actif, ce qui nous engendre parfois de nombreux problèmes. Apprendre à maitriser son esprit est un autre pas vers une vie saine et heureuse. Cela peut sembler difficile et le but de cet ouvrage est de vous donner quelques clés pour commencer à comprendre comment cela fonctionne. La spiritualité fait partie intégrante de notre vie bien que nous n'en soyons que peu conscients. N'ayez pas peur ! Etre spirituel ne veut pas dire rejoindre un courant particulier de pensée, devenir moine ou ne plus vivre, la spiritualité est avant tout la science de l'esprit, car oui il existe de nombreuses façons de s'occuper de son esprit, d'apprendre son fonctionnement et de développer ses compétences sans entrer dans la complexité. C'est une bonne nouvelle ne trouvez vous pas ?

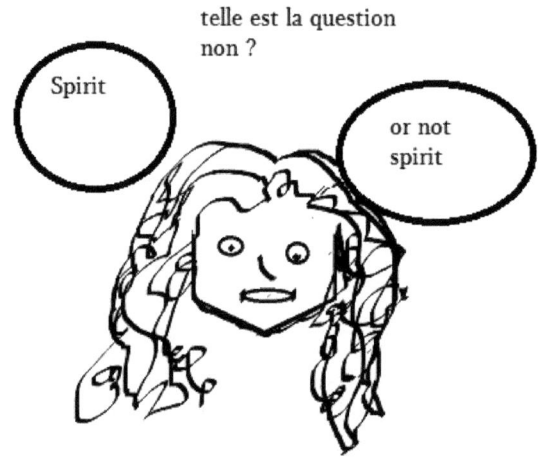

INVITATION 1 :

a)   En apprendre un peu plus sur le fonctionnement de notre cerveau. Pour schématiser, celui-ci est composé de 3 cerveaux en réalité : le cerveau reptilien, le cerveau limbique et le cortex préfrontal.

Le cerveau reptilien est en quelque sorte notre héritage du passé, celui qui gère les fonctions vitales de notre organisme sans que nous ayons à nous en soucier, par exemple nous respirons sans avoir à faire attention à ce que nos poumons se remplissent d'air, se contractent et expulsent l'air. Ce cerveau gère aussi nos instincts archaïques, manger, se mettre à l'abri, se reproduire, tout ce qui permet à notre espèce de se pereniser.

Le cerveau limbique lui gère nos émotions, la peur, la joie, la tristesse, la colère, etc…. c'est à lui qu'il faut s'adresser pour nos   états émotionnels. Il s'occupe également de la créativité, de l'imagination.

Le cortex préfontal quant à lui gère tout ce qui est rationnel, analytique, comptable.

Afin de faire fonctionner tout ce petit monde, nous sommes munis de connexions neuronales, les neurones dotés de ramifications appelées dendrites développent des circuits en fonction de ce que nous vivons, reproduisons ou non, comprenons ou non, tout ceci crée une sorte de programme à travers lequel nous fonctionnons. Exemple : si enfant nous avons été forcés à manger un met dont le goût ne nous convenait pas et qu'il nous a rendu malades, notre cerveau identifiera automatiquement   ce met comme mauvais alors que finalement il ne l'est peut être pas pour nous.

La bonne nouvelle est que nous pouvons modifier ce programme, une durée de 21 jours nous est nécessaire pour défaire une connexion neuronale et une durée de 40 jours pour refaire un nouveau programme, car oui rien n'est figé dans notre cerveau !

INVITATION 2 :

b)   Expérimentez la pleine conscience. L'un des moyens le plus facile de commencer à maitriser l'esprit est sans doute de faire l'expérience de la pleine conscience. Nous sommes très souvent absorbés par nos pensées et effectuons souvent nos tâches quotidiennes de façon automatique, par exemple faire la vaisselle n'a rien de bien captivant et pendant que nos mains sont affairées à astiquer les assiettes, notre cerveau et nos pensées voguent ici et là, dans le passé pour certains, dans le futur pour d'autres, et nous ne sommes pas présents à ce que nous sommes entrain de faire. Etre en état de pleine conscience signifie prendre conscience de ce que nous faisons au moment où nous le faisons. Reprenons l'exemple de la vaisselle, faire la vaisselle en observant la couleur du liquide de nettoyage, agiter l'éponge en suivant intellectuellement son mouvement, bref effectuer notre tâche en étant conscient de ce que nous faisons, nous ramène dans l'instant présent et nous permet d'être là, ici et maintenant, non plus dans le passé ou le futur. De nombreux problèmes comportementaux et psychologiques peuvent être soulagés en étant attentif au moment présent et à notre activité du moment. Une bouffée d'angoisse commence à monter, le cerveau se met en alerte, il suffit de se concentrer sur l'opération en cours « je suis entrain de faire la vaisselle, l'éponge est verte, etc…. » replace l'individu dans l'instant présent et le libère de la pensée qui a provoqué la bouffée d'angoisse.

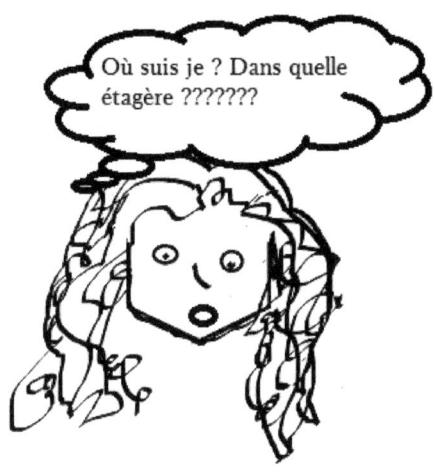

EXERCICE : Afin de vous familiariser avec cet état de pleine conscience, un petit exercice simple vous donnera la mesure des bienfaits de cet état. Asseyez vous dans un endroit calme, concentrez vous sur votre respiration, sentez l'air entrer et sortir dans votre nez. Concentrez vous maintenant sur les bruits alentours, y'a-t-il des oiseaux qui chantent, des voitures qui passent, etc….. Concentrez vous ensuite sur votre corps, les points d'appui qui vous permettent de vous tenir assis par exemple, comment est votre dos, etc… Puis vient la concentration sur les odeurs que vous sentez à ce moment qu'elles soient agréables ou non. Ensuite vient la vue, que voyez vous à ce moment précis. Essayez de rester concentré sur toutes ces sensations. A ce moment vous êtes pleinement présent et votre mental n'émet plus de pensée reliée au passé ou au futur, vous êtes là ici et maintenant.

Lorsque vous êtes préoccupé par un problème, pensez à libérer votre esprit durant quelques minutes en vous focalisant sur ce que vous êtes entrain de faire peu importe ce que c'est, cela vous donnera une bouffée d'oxygène et vous permettra peut être ce faisant de trouver une solution à votre problème.

INVITATION 3 :

c)   découvrir la pensée positive. Un bon moyen de commencer à travailler son esprit peut être la pensée positive. Bien que celle-ci ne soit pas suffisante pour démanteler un programme bien implanté dans le cerveau, elle constitue un bon exercice assez ludique en plus pour commencer à prendre conscience de se qui se passe dans notre esprit. La pensée positive consiste à penser à de bonnes choses ou à avoir une attitude optimiste. Car une personne qui a des pensées positives finira par avoir une vie plus heureuse. Il ne s'agit pas de se marteler d'affirmation telle que « je vais bien tout va bien » toute la journée, il s'agit d'abord d'observer ses pensées de façon objective et de les reprendre en les modifiant si elles sont négatives. C'est un gros travail d'observation et d'attention, si vous avez plutôt tendance à voir le verre à moitié plein ceci ne sera pas forcément nécessaire, par contre si vous avez plutôt tendance à le voir à moitié vide cette habitude sera un bon début vers une autre vie, plus heureuse.

Le premier pas pour changer ses pensées est de prendre conscience de celles-ci. Nous sommes bien souvent submergés de pensées négatives, surtout à notre égard (je suis nul, je suis moche, ça ne me va pas, etc....) et nous n'en avons pas conscience. Pratiquer la pensée positive invite la personne à faire pivoter ses pensées.

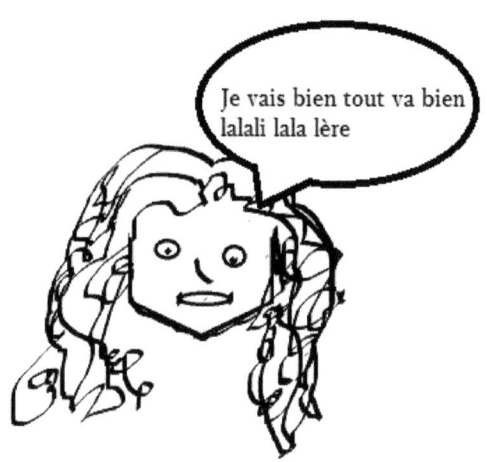

Par exemple, vous vous rendez au travail et sur la route vous êtes pris dans des embouteillages, la pensée qui vient en général est « il ne faut pas que je sois en retard, je vais être en retard », en suivant cette pensée vous allez sans doute arriver en retard. Pratiquer la pensée positive consiste à effectuer un pivot dans les pensées et vous répéter « je vais arriver à l'heure au travail ». Cette pensée va d'une part vous permettre de vous libérer de l'état de stress dans lequel vous vous trouvez et d'autre part vous offrir plus de chances de parvenir à vos fins.

Exercice : A la fin de chaque journée notez sur un carnet 5 choses positives qui vous sont arrivées. Si vous êtes d'un naturel pessimiste les exemples ne viendront pas immédiatement, forcez vous, réfléchissez bien à tout ce qui vous est arrivé et voyez là où vous pouvez transformer votre ressenti négatif en une petite dose de positivité.

INVITATION 4 :

d)   Initiez vous à la méditation. Oh la la mais jamais je ne pourrais méditer ! c'est sans doute l'idée qui vous vient lorsque vous lisez cette invitation. Pas de panique, ce livre est là pour vous donner des clés simples et **accessibles**, je ne vais donc pas vous inviter à vous assoir en lotus et à entrer en méditation profonde sur demande de but en blanc ! Le but de la méditation est avant tout de calmer le mental. Il ne s'agit pas de bloquer les pensées afin de ne plus en avoir, ça n'est pas possible et ça n'est pas productif non plus. L'idée de la méditation est de laisser aller vos pensées pendant que vous vous concentrez sur autre chose. Les premiers temps, il est conseillé de s'isoler dans un endroit calme, de trouver une position qui soit confortable et ensuite de se concentrer sur sa respiration. L'air entre, sort, entre, sort, etc…. et ainsi juste en étant présent à votre respiration vous commencez à vous détendre, votre esprit commence à se calmer lui aussi.

Il existe de nombreuses façons de méditer, et chacun peut trouver ce qui lui convient le mieux. Personnellement j'ai opté dans les premiers temps pour des méditations guidées, munie d'un casque audio, je me laissais guider par la voix et la musique d'ambiance afin d'entrer dans ce royaume tant convoité de la paix intérieure et du silence mental.

Il y a des jours où méditer est d'une insolente facilité, d'autres où notre esprit est comme en ébullition et où il est quasi impossible de rester concentré quelques secondes sur quoi que ce soit, ne luttez pas, soyez indulgents avec vous-même et laissez faire. L'important est de ne pas capituler et recommencer chaque jour, de prendre rendez vous avec vous-même quelques minutes chaque jour pour entamer ce dialogue intérieur vers la paix et le silence, persévérez et vous y gagnerez en vitalité ! Car oui il est paradoxal mais pourtant efficace de se retirer dans le calme intérieur pour ensuite être plus performant dans nos activités.

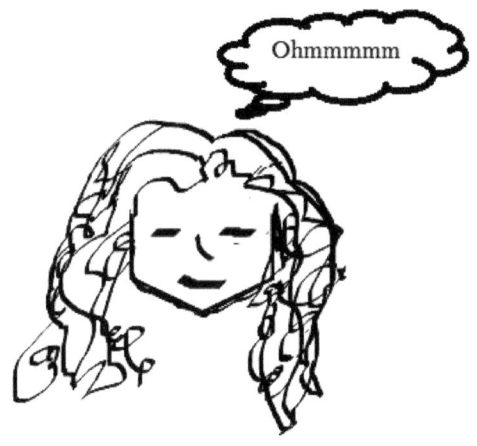

Exercice : Ne rien faire. Essayez tout de suite, à l'endroit où vous êtes, peu importe la façon dont vous êtes assis. Fermez les yeux doucement pendant une minute ou deux. Les pensées vont et viennent dans votre esprit, laissez les faire ce n'est pas un problème. Regardez simplement ce qui se passe en vous pendant une minute ou deux. (cet exercice a pour but de vous montrer que vous avez sans cesse envie de faire quelque chose, qu'il vous est très difficile de rester immobile bien longtemps).

INVITATION 5 :

e)   Prenez du temps pour vous faire plaisir. On nous le répète sans cesse qu'il faut prendre du temps pour soi, mais le fait on réellement et correctement ? Crouler sous une masse d'objets achetés compulsivement nous permet il d'être plus heureux ? Enchainer les cours de zumba, de relaxation, de sport à un rythme effréné nous améliore t'il la vie ? Peut être pas totalement…… Prendre du temps pour se faire plaisir est avant tout prendre quelques minutes chaque jour pour savourer un moment de plaisir et s'y plonger avec gratitude envers la vie qui nous donne ce dont nous avons besoin. Prendre un café avec une amie à une terrasse ensoleillée peut être suffisant, encore faut-il savourer ce moment en conscience, y être présent et se remplir du bien être procuré par cette activité. Etre conscient de ce qui nous est donné décuple l'impression d'être comblé. Il n'est pas donné à tous d'avoir l'opportunité de boire un café en terrasse ensoleillée avec une amie, ce moment quasi anodin pour certains peut être la source d'une sensation de bien être durable. Eprouver un sentiment de gratitude provoque en soi une sensation de bonheur et bonne nouvelle il attire de façon naturelle d'autres moments identiques.

Il existe de nombreuses façons de se faire plaisir, se rendre dans un endroit qu'on aime, se prélasser dans un bon bain chaud, passer du temps avec son animal favori, prendre une après midi pour lire un livre qui nous passionne, etc....

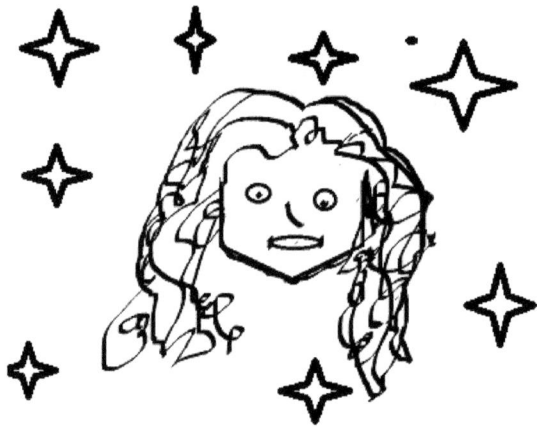

EXERCICE : Je vous propose l'un des exercices les plus sympathiques que vous aurez à effectuer. Chaque matin, demandez vous ce que vous allez vous offrir pour vous emplir de bien être et de gratitude et consacrez y quelques minutes, en conscience, emplissez vous de ces sensations et gardez les tout au long de la journée.

INVITATION 6 :

f)   Apprenez à rester seul avec vous-même. Pour beaucoup d'entre nous être seul est anxiogène, nous sommes des « animaux » sociaux et avons besoin de nous sentir protégés par le groupe. Il est pourtant nécessaire d'apprendre à être seul face à soi même (m'aime) si l'on veut pouvoir écouter ce qui se dit à l'intérieur, là où nous pouvons contacter notre essence propre. N'avez-vous jamais eu cette sensation désagréable d'abandon ce jour où vous avez dû rester seul chez vous pour diverses raisons ? Ne vous êtes vous pas immédiatement mis en quête de choses à faire afin d'éloigner cette angoisse qui vous étreignait ? Peut être, peut être pas..... Savoir apprécier les moments de solitude et en profiter pour écouter en soi ce qui vibre constitue un grand pas vers la sérénité.

T'étais où ouh ouh ouh ouh ????

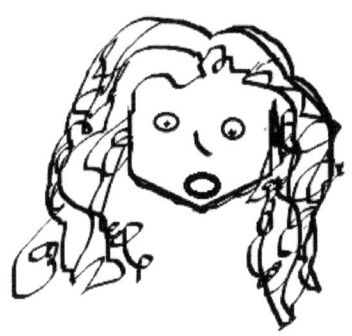

EXERCICE : Choisissez un moment où vous vous retrouvez seul pour diverses raisons. Contrairement à vos habitudes, asseyez vous et ne faites rien. Dans une position confortable commencez à porter attention à votre respiration, détendez vous et laissez les pensées se bousculer dans votre tête (je ferais mieux de m'occuper, j'ai plein de trucs à faire, etc.....), laissez les passer ne vous y attachez pas et continuez à vous concentrer sur votre respiration. A un moment vous allez commencer à vous sentir mieux, à apprécier le calme intérieur qui s'installe, restez ainsi tant que vous le souhaitez. Ainsi les moments de solitude ne seront plus des moments de douleur mais plutôt des rendez-vous avec vous-même.

INVITATION 7 :

g) Appréciez-vous. Peut être l'avez-vous déjà remarqué, nous avons tendance à être durs avec nous-mêmes. Dans notre culture s'estimer, se congratuler soi-même est souvent considéré comme de l'orgueil, de l'autosatisfaction, or qui peut nous apprécier ou nous aimer si nous ne le faisons pas nous-mêmes ? L'un des premiers pas pour y parvenir n'est pas de se congratuler à tout bout de champ, mais plutôt de s'accepter objectivement tel que l'on est et c'est un chemin assez ardu que de se regarder en face, sans fard, sans mensonge, de lister certes ses qualités mais également ses défauts et les accepter comme faisant partie de nous-mêmes. L'ACCEPTATION, voilà un mot qui résonne et qui est martelé dans les sagesses spirituelles, l'acceptation ne signifie pas accepter tout sous prétexte que nous souhaitons devenir bons, l'acceptation signifie regarder les choses telles qu'elles sont, sans juger si elles sont bonnes ou mauvaises, juste être présent et regarder. « Je suis en colère » ah la colère, on nous l'a décrite comme une source de mauvaises ondes, comme une émotion destructrice et nous faisons tout notre possible pour l'évacuer, la cacher, la faire taire. Cependant si cette émotion nous a été donnée c'est qu'elle nous est utile, pour nous montrer que quelque chose ne nous convient pas dans notre vie. C'est à ce moment qu'intervient la fameuse acceptation, si l'on ne s'accepte pas totalement, cette colère va être traitée selon le schéma que nous avons pris l'habitude de reproduire en face de cette émotion (tu ne dois pas te mettre en colère, c'est vilain, c'est mauvais, etc…. vite cachons la, vite évacuons la, et…) et n'aura servi qu'à entretenir amertume et frustration. A l'inverse si l'on a fait l'effort d'admettre que cette émotion fait partie de nous, nous pouvons commencer à la regarder lorsqu'elle se présente, à lui dire que oui nous sommes en colère et que nous prenons note que quelque chose ne nous convient pas et ensuite choisir d'agir afin de rectifier la situation qui pose problème. Accepter de se voir tel que l'on est constitue un grand pas dans l'appréciation de soi, sans jugement.

EXERCICE : prenez un moment pour réfléchir à 5 de vos qualités et marquez les sur une feuille. Prenez un autre moment pour réfléchir à 5 de vos « défauts » et inscrivez les en face de vos 5 qualités. Symboliquement tracez un cercle entourant vos qualités et vos défauts, en dessous notez votre prénom. Vous aurez ainsi une meilleure image de votre totalité, de vos ombres et de votre lumière, à partir de ce moment vous pouvez choisir de faire croitre vos qualités.

INVITATION 8 :

h)   Donnez. L'une des lois de l'univers nous indique que nous recevons ce que nous donnons. Vous souhaitez recevoir de l'amitié, donnez de l'amitié autour de vous, vous souhaitez recevoir des cadeaux, offrez des cadeaux autour de vous. Les cadeaux ne sont pas nécessairement des objets matériels, un sourire est un cadeau pour celui qui le reçoit, une belle pensée est un cadeau envers une autre personne. L'important est de donner avec votre cœur et non avec votre mental, si vous donnez pour recevoir vous risquez d'attendre longtemps le retour, par contre si vous vous habituez à donner avec joie sans attendre de retour les choses autour de vous vont commencer à changer. Nous avons été habitués par notre société à amasser des objets, à les garder jalousement de peur qu'ils ne nous soient dérobés, cependant toutes les sagesses nous le disent, c'est ainsi que nous risquons de ne plus rien recevoir et pire d'attirer ce que nous avons peur de voir arriver ! Il nous est difficile, pour la plupart d'entre nous, de donner des objets et pourtant, la vie est un échange perpétuel entre le fait de donner et de recevoir, que ce soit des biens matériels ou des sentiments. Bien sûr il ne vous est pas demandé de donner votre chemise ou ce que vous n'avez pas, il vous est simplement demandé de commencer progressivement à donner un peu de vous-même afin que vous puissiez connaitre le sentiment de joie que cela procure.

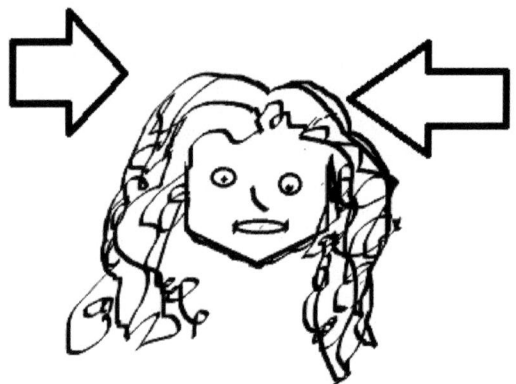

EXERCICE : chaque jour entrainez vous à donner quelque chose, cela peut être au départ un compliment silencieux à un inconnu que vous croisez, une pensée amicale, un sourire, un compliment à un ami, ou encore un objet si vous en avez envie, l'essentiel étant que vous éprouviez le sentiment de gratitude et de joie qui accompagne l'acte de donner.

AIDES NATURELLES POUR AMELIORER VOTRE VIE

a) L'une des aides les plus faciles à trouver et que nous connaissons tous et souvent utilisons sans le savoir, ce sont les couleurs. Les études scientifiques l'ont montré, une couleur correspond à une vibration, notre corps émet lui aussi des vibrations et utiliser les couleurs pour les modifier est ludique et très efficace. Vous le faites déjà chaque jour inconsciemment lorsque vous décidez de porter un petit pull rouge, justement le jour où vous avez besoin de booster votre énergie, ou encore lorsque vous choisissez un vêtement bleu car vous êtes d'humeur électrique et que vous sentez le besoin de vous calmer un peu.

Les couleurs peuvent être utilisées sous forme de sous vêtements (même les chaussettes), vêtements, couvertures, cadres photos colorés, accessoires, etc....

Afin de vous éclairer dans vos choix, je vous joins un tableau des effets de chaque couleur sur l'organisme et les humeurs.

Couleur	Propriétés
Rouge	Elle accroit l'énergie et la vitalité. Couleur de la passion, très forte. C'est aussi la couleur de l'élément feu en médecine traditionnelle chinoise, également la couleur du chakra racine pour la médecine indo tibétaine
Rose	Symbole de la douceur, de la tendresse, elle est une aide précieuse pour les jours de déprime
Orange	Elle symbolise la joie, l'énergie pétillante du soleil et redonne de la vitalité. Associée au chakra sacré en médecine indo tibétaine
Jaune	Elle revitalise l'énergie à l'aide d'une douce chaleur. C'est une couleur associée au mental idéal pour avoir les idées claires, à l'élément terre en médecine traditionnelle chinoise et le chakra solaire en médecine indo tibétaine
Vert	Elle symbolise la guérison, couleur de l'équilibre, de l'harmonie et de la stabilité. Elle est associée à l'élément bois en médecine traditionnelle chinoise et au chakra cardiaque en médecine indo tibétaine.
Bleu	Elle symbolise la paix, l'apaisement mental, le calme mais également la communication. Elle rafraichit et enveloppe d'une douce tranquillité. Elle est associée au chakra de la gorge en médecine indo tibétaine
Violet	C'est l'union du rouge et du bleu, la force et la sérénité, ce qui en fait une couleur qui favorise le changement. Elle est souvent associée aux mystères, à la magie et pour la médecine indo tibétaine elle représente le chakra coronal

Blanc	Elle symbolise la pureté, le nettoyage, le renouveau. Très utile lorsque l'on entame un nouveau projet. Elle est associée à l'élément métal en médecine traditionnelle chinoise

Les propriétés des couleurs ne s'arrêtent pas à cette petite liste, je travaille d'ailleurs avec elles en séances d'énergétique afin d'aider mes patients à solutionner leurs maux, et encore une fois si le sujet vous interpelle, éveille quelque curiosité en vous, documentez vous et trouvez ce que chaque couleur peut vous apporter personnellement.

b) Les Minéraux

Les pierres sont issues de la terre, formées par des milliers d'années d'évolution, elles prennent des couleurs différentes en fonction des éléments dont elles sont composées : par exemple la Malachite est verte car elle contient du cuivre. Nous ne rentrerons pas ici dans les détails de la composition, je souhaite juste vous présenter une liste de pierres qu'il est aisé de se procurer et d'utiliser afin de renforcer votre vitalité ou créer les conditions propices au bien être et par là même à la guérison des disfonctionnements.

Afin de choisir au mieux votre pierre, je vous propose quelques petits trucs et exercices :

• Si vous ne savez pas comment choisir, pensez à votre couleur préférée

• Essayer de vous rappeler de la première pierre sur laquelle vos yeux se sont posés

• Prenez la pierre dans une main, détendez vous, respirez amplement et concentrez vous sur les sensations ressenties dans votre main ou votre corps. Si la pierre vous convient, elle entre en résonance avec votre corps et vous ressentez des picotements, ou de la chaleur ou d'autres sensations. Si elle ne vous convient pas vous pouvez ressentir comme un blocage ou une fatigue, un malaise, etc…..

Ci-dessous une liste de quelques minéraux faciles à trouver dans des magasins spécialisés :

J'ai choisi de vous indiquer uniquement les propriétés physiques de ces minéraux, de sorte d'éveiller votre curiosité mais sachez qu'elles possèdent également des vertus sur les humeurs et les états d'âme.

NOM	PROPRIETES
AGATHE CRAZY LACE	Propriétés physiques L'Agate crazy lace fortifie la vue et l'odorat, la vésicule biliaire, la vessie, les reins, la prostate et la force physique. Elle active le système immunitaire et modère efficacement les réponses allergiques. Elle active également la circulation sanguine des jambes. L'Agate crazy lace soulage les maux de tête, les courbatures, les piqûres d'insectes, les crampes et les douleurs dorsales.
AMBRE	Selon les traditions, l'Ambre condense et décharge les énergies négatives de ceux qui le portent en amulette. L'Ambre compte parmi les pierres curatives les plus puissantes et les plus guérisseuses. Sur le plan physique, il est excellent pour les problèmes d'eczéma, d'éruptions cutanées et d'allergies (aux animaux ou rhume des foins). Il combat le froid et protège les voies respiratoires et adoucit les crises d'asthme (à placer sur le chakra de la gorge). Au niveau de la gorge il atténue aussi les problèmes de poussées dentaires chez les bébés (à porter de préférence en collier). Il calme les fièvres et les migraines (à

	placer sur le chakra du troisième œil). Il soulage les maux d'estomac et donne de l'énergie et de la gaîté (à placer sur le chakra du coeur). L'Ambre est aussi utilisé pour les problèmes de nerf sciatique, de genoux, de hanches (à coller sur les endroits douloureux
AMETHYSTE	Propriétés physiques L'Améthyste stimule le système glandulaire et le métabolisme. Elle est souveraine pour la rétention d'eau, elle aide à la résorption des œdèmes. Elle atténue les tensions nerveuses, diminue le stress, favorise la sérénité, la détente et la paix. Elle permet d'accéder à un sommeil calme et profond, elle éclaircit les rêves et élimine les cauchemars. Elle apaise efficacement les douleurs diverses (musculaires, digestives, migraines). Elle contribue au bon fonctionnement du système digestif, tonifie et protège le foie.elle aide à la cicatrisation des brûlures. Elle régule le rythme cardiaque et favorise la circulation sanguine. Elle est d'une aide précieuse dans les cas d'intoxications et de dépendance (alcool, tabac, drogues, café, etc.). On lui confère le pouvoir de rendre les femmes fertiles. Elle possède également des vertus pour aider à lutter contre l'épilepsie.
ANGELITE	Propriétés physiques L'Angélite est souveraine pour tous les maux liés à la gorge (inflammation, dérèglement thyroïdien et parathyroïdien,

	activation du thymus, etc.). Elle répare les tissus et les vaisseaux sanguins. Elle stimule l'activité rénale, équilibre les fluides corporels (œdème, rétention d'eau), facilitant ainsi la perte de poids. Elle soulage la douleur des coups de soleil. L'Angélite apaise les bébés agités, lorsqu'elle est placée près de leur berceau.
AMAZONITE	L'amazonite est une pierre apaisante. Elle apporte l'indépendance, la santé et le bien-être. Elle calme toutes sortes de douleurs. Contient du potassium, de l'aluminium et des silicates.Elle rend joyeux, et attire l'amitié. Elle aide à relâcher toutes les anxiétés et les craintes. Elle chasse les pensées négatives et aide les personnes dépressives. Elle aide aux discours et à la communication. Elle nous donne force vitale et dynamisme. Elle aide dans certains troubles du cerveau, les crises d'épilepsie. Elle stimule les tissus musculaires et renforce le sang. Très efficace contre les troubles du foie. Elle améliore l'ostéoporose et soulage les crampes musculaires.L'Amazonite permet un sommeil profond. Elle est efficace pour les tensions du dos et de la nuque. Sa composition lui permet d'aider l'assimilation du calcium. L'amazonite est d'une grande aide pour lutter contre la détérioration des dents. L'amazonite est d'une aide précieuse contre les problèmes d'ostéoporose, de calcification et les troubles du système nerveux. Elle est très efficace pour le traitement des crampes nocturnes.
AVENTURINE	L'aventurine est une pierre très douce.

BLEUE	Elle peut résoudre les problèmes liés au coeur. Elle vient à bout des fortes fièvres. D'une grande efficacité contre les eczémas, les allergies et les impuretés de la peau comme l'acné, les boutons noirs. Elle prévient la chute des cheveux, elle est bénéfique pour le cuir chevelu. L'aventurine nous apporte une tranquillité intérieure et dissout la mélancolie. Elle renforce le self-control. Elle rend son possesseur généreux et fidèle.(variété verte ou bleue). Utile aux timides et à ceux qui ont tendance à se laisser dominer par les autres, car l'aventurine favorise le libre arbitre, la liberté de pensée, le bien-être et la confiance en son potentiel réel. Laissez vous attirer par la couleur qui vous parle le plus, ce sera l'aventurine la plus efficace pour vous. Ces pierres sont programmables pour un travail déterminé en relation avec leurs vertus spécifiques.
AVENTURINE VERTE	Propriétés physiques L'Aventurine régule et rééquilibre le système nerveux, la sphère hépatique (foie et vésicule biliaire), renforce le système immunitaire et régularise la thyroïde. Elle stimule la croissance des enfants, améliore la vue, tonifie le cœur, atténue l'acné et apaise les coups de soleil.
CHRYSOCOLLE	Propriétés physiques La Chrysocolle a des propriétés antidépressives et calmantes. Elle apporte paix, détente et repos. Elle peut être utilisée avec succès dans les cas d'affections de la gorge (angine, bronchite, trachéite et enrouement), ainsi que

	pour activer la thyroïde.
	Placée sur le plexus solaire, elle apaise les bouffées de chaleur de la ménopause, les cystites et les douleurs liées aux règles.
	Elle aide à la coordination de la motricité et régularise le bulbe rachidien.
	Elle apaise le mal de dos, adoucit les brûlures, calme les rhumatismes et la fièvre.
	Elle aurait également la propriété de fortifier le foie.
CHRYSOPRASE	Propriétés physiques
	La chrysoprase renforce le métabolisme, les fonctions endocriniennes, les défenses immunitaires et la rate ; elle contribue à l'élimination des toxines.
	Elle aide en cas d'arthrite, de rhumatismes, de crampes.
	Elle apporte son soutien aux femmes enceintes et permet d'accoucher en douceur.
CITRINE	Propriétés physiques
	La citrine naturelle vitalise le corps et le système nerveux, elle lutte efficacement contre la dépression, elle éloigne la fatigue, tonifie l'intelligence et l'esprit, aide à la concentration.
	Elle est tout particulièrement recommandée pendant les périodes d'examens et les travaux intellectuels intenses.
	La Citrine naturelle à un grand pouvoir calmant et apaisant. Elle favorise la digestion en stimulant l'estomac (production

	d'enzymes), le foie et la vésicule biliaire et le pancréas. Elle stimule l'acuité visuelle et auditive.
CORNALINE	Propriétés physiques La Cornaline est souveraine pour les troubles de la sphère abdominale (douleurs, digestion, diarrhées, coliques, inflammations). Elle vitalise le couple foie/vésicule, stimule l'assimilation des sels minéraux et des vitamines dans l'intestin grêle. C'est aussi un excellent stimulant des organes de reproduction et de la sexualité. Elle favorise l'érection chez les hommes et augmente la fécondité chez la femme. Elle agit efficacement sur le système veineux (varices, phlébites, hémorroïdes, artérite) en facilitant la circulation sanguine et la purification du sang. On l'utilisera également pour arrêter avec succès les saignements légers. Par ailleurs, elle favorise l'élimination des toxines.
CRISTAL DE ROCHE	Propriétés physiques Le Cristal de Roche est naturellement neutre, il peut être programmé pour tout type de guérison. Ses applications sont multiples et il amplifie tous les processus de guérison. Placé avec d'autres minéraux en lithothérapie, il amplifie leurs propriétés.
FLUORINE MULTICOLORE	Propriétés physiques Comme toutes les Fluorines, sa sphère de prédilection est le système osseux, aussi bien en prévention qu'en réparation. Elle

	protége efficacement la dentition grâce à sa teneur en fluor. Elle favorise l'assimilation des minéraux et des oligoéléments. Elle est fortement conseillée pour favoriser la croissance des enfants. Elle peut être utilisée dans les cas d'infections virales, fièvre, grippe, bronchite, etc., elle est également bénéfique lors d'allergies d'origine psychique. Elle calme le système nerveux, les états d'anxiété, l'agressivité, lutte contre l'insomnie et renforce la mémoire. La Fluorine multicolore active la circulation sanguine et lutte contre l'inflammation des muqueuses.
HEMATITE	Propriétés physiques L'hématite est un allier incontournable du système sanguin, elle sera employée avec bonheur dans les cas de mauvaise circulation, d'anémie (elle aide à la multiplication des globules rouges), de varices, d'hématomes, d'hémorroïdes, de difficultés de cicatrisation et d'ulcères. Elle dynamise et assouplit le système veineux. Assainit, détoxique, oxygène le sang et améliore l'irrigation des tissus. Elle régule le flux des menstruations. Elle est particulièrement recommandée pour les personnes ayant des tendances hémorragiques. Elle consolide par ailleurs les organes filtres que sont les reins, la rate et le foie. L'hématite est un anti-infectieux rénal. L'hématite facilite la détente, calme et apaise, tout en redonnant de l'énergie. Par ses capacités à revitaliser, elle aide à lutter contre l'épuisement total.

HOWLITE	**Propriétés physiques** L'Howlite est souveraine pendant les périodes de régime, pour faciliter l'amaigrissement, en complément d'une alimentation adaptée, car c'est une pierre qui favorise les échanges métaboliques dans l'organisme. Elle favorisera l'élimination de l'eau (effet déshydratant et diurétique), des œdèmes et de la cellulite. Elle est également conseillée pour améliorer l'élasticité de la peau. Elle équilibre le métabolisme du calcium dans le corps, consolidant ainsi les os, les dents et renforçant les ongles et les cheveux. Elle agit sur le foie et la digestion qu'elle facilite. Elle renforce également le sens de l'équilibre et la mémoire.
JADEDE CHINE	C'est la pierre par excellence de tous les problèmes de santé liés aux reins. Mais elle est aussi très efficace pour les problèmes de disfonctionnement de la vessie. Elle soulage les douleurs liées à ces problèmes et facilite l'élimination des toxines. Soulage les troubles physiques liés aux règles douloureuses. Contient de l'oxyde de fer et de l'oxyde de chrome, silicate d'alumine, chaux . Cette pierre est très réputée pour guérir les coliques néphrétiques et les calculs. Le <u>jade de couleur vert</u> soulage les reins. Il est recommandé pour toutes les affections de l'appareil urinaire.

JASPE ROUGE	Propriétés physiques
	Le Jaspe rouge réchauffe, revitalise, tonifie, stimule. Il sera utile en cas de faiblesse générale, de fatigue chronique, de manque d'énergie. Il favorise la récupération rapide en cas d'épuisement ou de convalescence.
	Il stimule l'appareil reproducteur masculins et est utile en cas de panne sexuel ou d'impuissance.
	Il régule le système hormonal féminin après une fausse couche, une interruption de grossesse ou un accouchement difficile. Il favorise la montée du lait après la grossesse et apaise les douleurs ovariennes pendant les règle.
	Portée sur le centre énergétique du plexus solaire, il fortifie l'estomac (digestion difficile), calme les nausées, les aigreurs apaise les ulcères et libère la constipation. Il renforce le foie, la vésicule biliaire, la vessie et permet une meilleure assimilation des nutriments.
	Par ailleurs le Jaspe rouge harmonise également le système neurovégétatif, renforce le système immunitaire et cardiaque, favorise une bonne circulation sanguine et stimule la régénération des tissus.
JASPE PAYSAGE	Propriétés physiques
	Le Jaspe Paysage renforce la vitalité.
	Au niveau digestif, il régule le fonctionnement du foie, calme les aigreurs d'estomac, libère en douceur l'intestin en cas de constipation.
	Il soutient le fonctionnement du pancréas, de la partie parasympathique du système nerveux autonome. Il peut être

	d'une aide précieuse pour les personnes ayant tendance à faire des crises d'épilepsie. Il améliore la fonction hormonale des femmes après une fausse couche ou une interruption de grossesse et favorise la montée de lait après l'accouchement. Il stimule le cœur, renforce les artères et les vaisseaux capillaires. Il est recommandé en cas de douleurs articulaires. Porté près de l'estomac, il calme les nausées et les ulcères
LABRADORITE	Propriétés physiques La Labradorite facilite le repos, développe les facultés d'auto guérison, et redonne de l'énergie lors de fatigue ou d'épuisement physique ou intellectuel. Elle lutte contre les troubles oculaires, diminue la sensibilité au froid, abaisse la tension et agit contre les rhumatismes.
LAPIS LAZULI	Propriétés physiques Les bienfaits du Lapis Lazuli sont nombreux : Tout d'abord, c'est un grand ami du système nerveux, il est recommandé pour les personnes nerveuses, stressées et/ou qui ont du mal dormir. Il aide à avoir un sommeil calme et régénérateur. Il combat les états dépressifs et la dystonie neurovégétative. Il calme les migraines d'origine nerveuse, les spasmes de l'œsophage et espace les crises d'épilepsie. Le Lapis lazuli à également une action puissante sur la sphère ORL, il renforce les poumons, la gorge et décongestionne les voies aériennes (toux, angines, sinusites, bronchites, asthme,

	etc.). Il calme les éternuements et combat les allergies.
	En massage sur la peau, il est également reconnu pour apaiser les problèmes cutanés (dermatose, dermites, pellicules, eczéma, psoriasis, éruptions cutanées, piqûres d'insectes, etc.). Il agit efficacement en cas d'enflure, d'inflammation, d'œdème et il active la combustion des graisses.
	Il peut être utilisé pour faire baisser la fièvre. Associé à une magnétite il apaise les crampes.
	Il aide à la régulation glandulaire de façon générale et plus particulièrement, il active et régénère la thyroïde. Au niveau circulatoire, il agit en cas de pression du sang insuffisante.
	Il apaise les règles douloureuses.
	Il améliore la vision nocturne et facilite la guérison des ophtalmies.
	Il renforce les os et accélère la repousse des cheveux et des ongles.
	Le lapis lazuli a, par ailleurs, une grande force de purification du corps.
LEPIDOLITE VIOLETTE	Sur le plan physique, la Lépidolite donne un sommeil reposant et élimine les insomnies. Cette pierre est un puissant obstacle aux cauchemars. Elle fortifie aussi les reins, le foie et l'épiderme. Elle rééquilibre et renforce la musculation du dos. Elle permet de gérer le stress et de libérer les angoisses. La Lépidolite évite de ressasser nos soucis. Elle donne le courage de prendre les décisions nécessaires lors de situations tendues.

MALACHITE	Propriétés physiques De façon générale, la Malachite est idéale pour un rééquilibrage de l'organisme. On lui confère également un excellent pouvoir d'absorption des douleurs inflammatoires. Elle apaise efficacement les douleurs articulaires, les tendinites, les sciatiques, les rhumatismes et inflammations diverses, en application directe sur la zone douloureuse. Elle favorise l'élimination rénale, c'est un excellent diurétique. Placée sur le plexus solaire, elle évacue les tensions qui contractent le diaphragme, régénère le foie, les reins et le pancréas. Elle renforce les bronches, approfondit la respiration et augmente les capacités pulmonaires. Elle protège l'organisme des radiations électromagnétiques et des irradiations. Elle compense les carences du sang en fer, combat les anémies. Elle est aussi conseillée pour stimuler la vision. La Malachite est par contre déconseillée aux personnes porteuses de stimulateur cardiaque ou de prothèses osseuses métalliques.
ŒIL DE TIGRE	Propriétés physiques L'œil de tigre fortifie les os et les articulations. Il renforce la force physique, procure plus de souplesse et facilite les

	mouvements musculaires (détente, réflexes).
	Par ailleurs, il calme le système nerveux, apaise les états de stress, calme les irritations, lutte contre l'essoufflement lié à l'asthme, amplifie l'acuité visuelle et améliore la vision nocturne.
	Placé sur le Chakra du plexus solaire, il facilite le fonctionnement du système digestif, élimine l'acidité gastrique.
	Associé au lapis lazuli, il peut calmer les crampes.
QUARTZ FUME	Le quartz enfumé est une Pierre relaxante et douce. Il fortifie le tissu adipeux et musculaire. Il transmet une très grande énergie, il aide a surmonter les états dépressifs.
	Efficace pour les reins, l'abdomen, le pancréas, les organes sexuels, il soulage le cœur et les muscles. Atténue la douleur et dissout les crampes, le mal de dos, les spasmes. Il renforce les nerfs et purifie le système immunitaire.
	C'est une Pierre qui permet de se libérer des dépendances (alcool, tabac, médicaments,...). Le quartz fumé est idéal lors des cures de désintoxication tabagiques (il vous aidera lors d'un sevrage de la nicotine qui est la substance du tabac responsable de la dépendance) et aussi des drogues douces.
	La force des filaments de rutile inclus dans le cristal de roche est amplifiée par ce dernier, conférant à ce cristal une puissance exceptionnelle : excellent pour les sportifs, pour l'endurance et l'effort.Très efficace pour la régénération des tissus et des voies respiratoires, les douleurs du bas du dos ; traite l'asthme combiné avec l'ambre; combat la stérilité et l'impuissance. En cas d'épuisement sur tous les plans en combinaison avec un quartz chlorite.

QUARTZ ROSE	Propriétés physiques Le Quartz rose favorise le dynamisme. Il soutient efficacement la circulation sanguine de l'ensemble du système sanguin, fait baisser la tension artérielle et aide à la cicatrisation des plaies. Il active la cicatrisation des brûlures dues aux radiations et permet une résorption plus rapide des ecchymoses (en massage léger en périphérie de la zone). Il améliore la perméabilité des alvéoles pulmonaires et peut permettre une légère régression des troubles parkinsoniens. Placé sur le chakra sacré, il s'avère utile en cas de maladie vénérienne.
RHODOCROSITE	Propriétés physiques La Rhodocrosite et un antistress ayant une action efficace sur le système cardiaque. Elle stabilise la tension artérielle, régularise le rythme cardiaque, facilite la réhydratation des capillaires périphériques et a un effet vasodilatateur artériel et coronarien. Placée sur le Chakra sacré, elle aide à résoudre les problèmes de la ménopause. Associée à la malachite, elle peut soulager les douleurs liées aux hernies discales.
RHODONITE	C'est une pierre très efficace dans les moments de stress intense, de panique, les situations traumatisantes, les accidents, la perte d'être cher. Cette pierre nous permet de nous délivrer de nos souffrances profondes, des traumatismes de l'enfance, des mauvais traitements, de la trahison, de l'abandon, bref tout ce qui nous gâche la vie actuelle. La rhodonite est une pierre de

	cicatrisation aussi bien sur le corps émotionnel que physique. Facilite la réconciliation et le pardon, libère de la colère et de la rancune qui nous empoisonne inutilement. Libère du désir de vengeance. Bonne pierre d'équilibre. Traite l'emphysème, les poumons, la thyroïde, l'arthrose, l'arthrite, les ulcères gastriques, le cœur et la sclérose en plaques. C'est une bonne pierre de poche, que l'on peut tenir lorsque le besoin se fait sentir pour évacuer mal-être et stress. Régulation du système de circulation sanguine. Protection contre l'artériosclérose et les accidents vasculaires.
SHUNGITE	**Propriétés physiques** La structure particulière de la Shungite lui confère un certain nombre de propriétés surprenantes. Elle est très utile pour les personnes toujours fatiguées, pendant les périodes d'activité intenses ou de convalescence. Elle stimule les défenses immunitaires, par sa capacité à densifier les corps énergétiques (voir le chapitre ci-dessous : Propriétés énergétiques), pendant les périodes d'épidémies virales ou de changement de saison. Elle facilite également le nettoyage, le drainage des toxines du corps.
SODALITE	**Propriétés physiques** On retrouve les mêmes effets apaisants que le lapis-lazuli chez la sodalite, mais de façon plus douce, plus discrète. Elle renforce la gorge et la sphère pulmonaire. Elle sera utile

	en cas d'angines, de sinusites et de bronchites. Elle renforce également et régule les systèmes nerveux et glandulaires Posée sur le chakra frontal, elle régénère le cervelet, stimule efficacement les fonctions cérébrales, favorise un bon équilibre entre le physique et le mental et lutte contre les insomnies. Par ailleurs, elle a une action anti-hémorragique, apaise les peaux irritées et est utile en cas d'œdème.
SERPENTINE	Appelée aussi "Pierre de l'infini", elle a un effet bénéfique sur les personnes nerveuses. Elle peut remédier aux états léthargiques et combat efficacement les maux de tête. Elle est utile à tous les personnes qui vivent dans des endroits à risques, pays réputés dangereux, grandes cités... Elle a une action bénéfique sur le travail des reins et des intestins. La serpentine est un bon guide lors de la méditation. Elle est très efficace pour le diabète et l'hypoglycémie. Elle a l'avantage de fortifier les muscles.
ŒIL DE FAUCON	Propriétés physiques En application plusieurs minutes sur les paupières, l'œil de faucon est idéal pour tous les troubles de la vue. Il entretient et améliore la vision, apaise la fatigue visuelle et l'irritation, calme la conjonctivite. Il est aussi très actif en cas de blessures oculaires et est utile pour prévenir la cataracte l'œil de faucon a également une action anti-inflammatoire sur la sphère pulmonaire et laryngée. Il régule et améliore la

	respiration, purifie les bronches, apaise les enrouements et les maux de gorge, c'est une excellente pierre pour les conférenciers, les comédiens, les chanteurs, etc.
	L'œil de faucon peut être également bénéfique pour apaiser les migraines chroniques.
AGATE MOUSSE	Propriétés physiques L'agate mousse apporte paix, calme et détente. Elle soutient le pancréas, est aide dans les cas de diabète léger à rééquilibrer le taux de sucre dans le sang. Elle fortifie le système cardiaque et la circulation sanguine. Stimule les reins, la rate et la lymphe. Soutient le système digestif, notamment le colon et régularise la digestion. Elle soutient également l'immunité et aide efficacement à faire baisser la fièvre. Elle apaise les rhumatismes. L'agate mousse favorise l'accouchement, c'est une aide précieuse pour les sages-femmes. On utilise également ce minéral pour assainir et nettoyer les peaux irritées.
AIGUE MARINE	Propriétés physiques De façon générale, elle harmonise le métabolisme et favorise la désintoxication de l'organisme. Elle stimule le système digestif et favorise la circulation des liquides, en renforçant les reins et la vessie. Elle renforce également le système immunitaire et régularise la fonction thyroïdienne. Elle soutient la vue et l'ouïe. Placée sur le chakra laryngé, elle traite les affections de la gorge (extinctions de voix, laryngites).

	L'Aigue marine est également d'une grande aide dans les périodes de stress.
Apatite bleue	Propriétés physiques L'Apatite permet de fortifier la musculature et l'ossature. Elle atténue les tensions nerveuses et régule le système nerveux. Elle sera utile en cas de spasmophilie et de crise de tétanie.

C) LES FLEURS DE BACH pour mieux gérer ses émotions

En médecine traditionnelle chinoise, il est admis que la maladie prend son origine dans des émotions mal gérées. Le Dr Edward Bach, homéopathe, immunologiste et bactériologiste, a mis au point dans les années 30 une gamme de 38 élixirs de fleurs ainsi qu'un remède de secours pour permettre à tout un chacun de mieux gérer ses émotions.

Elles se divisent en 7 groupes d'émotions.

Elles peuvent être prises tout au long de la journée en versant quelques gouttes dans une bouteille d'eau à boire sur la journée ou en les mettant directement sur la langue.

Voici un tableau récapitulatif pour vous aider :

FAMILLE	FLEUR	SYMPTOMES	EFFETS
PEURS	Rock rose	Panique, terreur, cauchemars, vertiges	Donne le courage d'affronter, recompose, réunifie
	Mimulus	Peur des choses précises, gens timides, douillets, nerveux	Courage
	Cherry Plum	Impression de perdre le contrôle de soi, peur de faire des choses horribles	Calme et clarté mentale
	Aspen	Appréhensions et prémonitions vagues, inconnues, obsédantes	Foi dans l'inconnu
	Red Chesnut	S'inquiéter pour les autres, anticiper le malheur, projeter les ennuis	Avoir confiance en la vie
DOUTES	Cerato	Manque de confiance en son intuition, influençable, bavard	Affirmation et confiance en soi
	Scléranthus	Hésite toujours entre deux, indécis, cyclothymique	Equilibre et résolution
	Gentian	Découragement, doute, abattement	Persévérance et foi
	Gorse Hornbeam	Plus d'espoir, accepte le sort, ne veut même plus essayer	Le rayon de soleil de l'espoir retrouvé.Starter, raffermit et renforce
	Wild Oat	Lassitude, se sent fatigué et pense qu'il n'y arrive pas Insatisfait, à la dérive, trop d'objectifs	Trouver sa voie, boussole
DESINTER ET DE LA VIE	Clematis	Rêveur, absent, assoupi	Fait toucher terre
	Honeysuckle	Vit dans le passé	Vivre au présent
	Wild Rose	Vit sans plaisir et sans piment, résigné	Joie, esprit d'aventure
	Olive	Epuisé	Régénération physique et mentale
	White Chesnut	Irrésolu, tourne en rond mentalement	Un esprit clair et calme
	Chesnut Bud	Lent, manque d'attention, répète les mêmes erreurs	Un esprit clair et calme
	Mustard	Soudain la mélancolie envahit sans raison apparente	Eveil, vigilance, tire les leçons de la vie Joie et clarté
SENTIMENT DE	Water violet	Orgueilleux, distant, n'a confiance qu'en lui	Accessibilité, communication avec les

SOLITUDE			autres, humilité
	Heather	Irrité par les contraintes, rapide, tendu.n'en peut plus d'être seul	Gentil et indulgent Communique vraiment
SENSIBILITE EXCESSIVE	Agrimony	Soucis cachés sous un masque ouvert, apparence joviale mais souffre	Vrai calme
	Centaury	Faible, dominé, anxieux de servir, pas dire non	Travailleur actif et positif
	Walnut	Trop sensible aux influences extérieures, aux idées aux changements	Pour les transitions, brise le lien
	Holly	Jalousie, envie, colère, soupçon	Amour, compréhension, pardon
DESESPOIR et DECOURAGEMENT	Larch	S'attend à l'échec, manque de confiance et de volonté de réussir	Confiance en soi
	Pine	Se critique, se blame, se rend responsable de tout	Dégagé du fardeau de la culpabilité
	Elm	A perdu confiance parce que submergé, décalé	Réaligne, redonne confiance, permet d'accomplir sa tache
	Sweet Chesnut	Ne voit plus le bout du tunnel, est dans la désolation	Retrouver la lumière Consolation
	Star of Bethleem	Chocs, chagrins, détresses, mauvaises nouvelles	réconfort des peines et douleurs
	Willow	Insatisfait, amer, plein d'aigreur, la vie est injuste	Acceptation, plus de plaintes
	Oak	Hyperactif, lutteur fatigué n'arrive pas à décrocher	Lâcher prise
	Crab Apple	Se sent souillé, se dégoute, maniaque	Le remède qui nettoie
PREOCCUPATION ENVERS AUTRUI	Chicory	Possessif, egoiste, narcissique, mère poule, blesse l'autre et se plaint	Attention et amour inconditionnel donné aux autres
	Vervain	Insistant, volontaire, fervent, enthousiaste, stressé	Calme et tranquilité
	Vine	Directif, dirigiste, autoritaire	Dévouement et exemple, autorité naturelle
	Beech	Esthetisme, critique, intolérance	Tolérance, voir plus de positif dans le monde

	Rock Water	Dur avec soi-même, strict, rigide, puriste	Souplesse, compréhension, largesse de vue
REMEDD URGENCE	RESCUE Composé de : Impatiens Star of Bethlehem Cherry plum Rock Rose Clématite	Mauvaise nouvelle soudaine Deuil Accident Terreur soudaine Stress avant les examens Stress avant opération Stress avant le dentiste	Soulager la tension nerveuse et retrouver l'équilibre

D) 10 HUILES ESSENTIELLES POUR VOTRE BIEN ETRE EMOTIONNEL

DESORDRE EMOTIONNEL	HUILE ET PROPRIETES
ANXIETE	ORANGE DOUCE - ZESTE (Citrus sinensis – Citrus aurantium dulcis) Prenez 2 gouttes sur un support adapté ou dans une cuillière de miel le matin, à renouveler si nécessaire pendant la journée. L'orange douce peut également traiter : les troubles du sommeil, la nervosité, l'agitation, les troubles digestifs, etc…. Précaution : elle peut être photosensibilisante
PEUR	CAMOMILLE NOBLE – CAMOMILLE ROMAINE (Chamaemelum nobile – Anthemis nobilis) Appliquez 2 gouttes en massage doux sur le plexus solaire. Respirez le contenu du flacon chaque fois qu'il est nécessaire. La camomille peut également traiter : les troubles nerveux (anxiété, stress, irritabilité, insomnie), la migraine, les aigreurs d'estomac, la nausée, les problèmes dermatologiques. Très utile avant les interventions chirurgicales
CONFIANCE EN SOI	LAURIER NOBLE (Laurus nobilis) Prenez une goutte sur un support adapté et trois gouttes en massage au dessus du nombril avant un examen. Elle développe le courage et la force mentale de ceux qui traversent des épreuves et favorise l'inspiration. Le laurier noble est utile également : la grippe, la bronchite,

	la rougeole, la varicelle, les ulcères, les escarres, les abcès, les bleus, la panaris, l'arthrite, le candida albican, les douleurs, les inflammations, les rhumatismes
STRESS	PETIT GRAIN BIGARADIER – FEUILLES (citrus aurantium) Verser 2 gouttes sur la face interne des poignets trois ou quatre fois par jour, respirer l'huile en approchant les poignets du nez. Le petit grain est utile également pour : la dépression, la colère, les obsessions, les symptomes du stress (palpitations, boule au ventre, difficulté à respirer…) colites néphrétiques et hépatiques, la celullite, etc…
FATIGUE PSYCHIQUE	ORIGAN COMPACT (Origanum compactum) Ne pas utiliser pure, ni sur la peau (dermocaustique), c'est une huile très très forte, il est préférable de la consommer en capsules , 2 à 4 par jour pendant 1 semaine. L'origan est utile également pour : toutes les infections bactériennes, virales et parasitaires Précautions : elle est déconseillée aux femmes enceintes, allaitantes et au enfant de moins de 6 ans.
COLERE	MARJOLAINE (Origanum majorana) Masser le plexus solaire et la voute plantaire avec 2 gouttes quand la colère monte ou 2 fois par jour en période de conflit Cette huile est utile également pour : le stress, la spasmophilie, l'agressivité, l'irritabilité, l'hypertension, les palpitations, l'aerophagie, la bronchite, la sinusite, la sciatique, le lumbago, les crampes, Précautions : elle peut être irritante si utilisée pure

DEPENDANCE	ESTRAGON (Artemisia dracunculus) Prendre 2 gouttes sur un support approprié 4 fois par jour. Appliquer 3 gouttes sous le cou de pied le matin et le soir L'estragon est également utile pour : les insomnies, la spasmophilie, l'insuffisance biliaire, colique intestinale, hépatite virale, nausées, aérophagie, maux de tête, crampes, et….
DEPRIME	VERVEINE CITRONNEE (Lippia citriodora) Prendre 2 gouttes sur un support adapté 3 fois par jour pendant 21 jours. La verveine citronnée est également utile pour : le stress, les angoisses, l'hypertension, les cystites, les inflammations, les libérations émotionnelles etc… Précautions : Photosensibilisante, déconseillée pendant les 3 premiers mois de grossesse
RUMINATION	NEROLI - fleurs d'oranger (Citrus aurantium ssp aurantium) Mettez 2 gouttes sur un mouchoir ou respirer à même le flacon dès que vous sentez que vous ruminez vos problèmes ou que vous êtes préoccupé Le Néroli est également utile pour : l'anxiété, le trac, les crises d'angoisse, la dépression, les troubles digestifs, insuffisance hépato pancréatique, etc…

E) LA NATURE ET LES ARBRES

Prendre l'air ! oui mais pourquoi ? Au contact de la nature et des arbres, notre organisme absorbe des ions négatifs qui agissent de façon à le rééquilibrer. Les arbres notamment, sont des outils très puissants de bien être et d'équilibre.

De par leur façon d'être, les racines profondément enfoncées dans la terre et la cime toujours plus haut vers le ciel, ils sont un exemple de ce qu'il nous faut rechercher pour atteindre l'équilibre en nous-mêmes. Regarder un arbre et prendre conscience de cette réalité nous aide déjà à nous sentir mieux.

Si vous vous sentez perdu, déboussolé, prenez le temps de sortir, choisissez un gros arbre, adossez vous à son tronc ou asseyez vous à son pied. Fermez les yeux, focalisez vous sur vos pieds et essayez de sentir leur contact sur le sol, d'imaginer des racines qui partent de votre voute plantaire et qui, tout comme celles de l'arbre, s'enfoncent profondément dans la terre. Restez quelques minutes à vous focaliser sur les sensations de votre corps. Croyez moi vous en reviendrez régénéré et bien plus équilibré !

D'ailleurs, si vous prenez l'habitude de vous adosser à un gros arbre, vous commencerez au bout de quelques temps à ressentir son immense énergie au travers de diverses sensations et je suis sûre que vous serez agréablement surpris de ce qu'un arbre peut nous apporter.

F) LES MANDALAS OU COLORIAGES ANTI STRESS

Vous avez sûrement remarqué que les mandalas et autres coloriages ont fait un grand retour dans nos supermarchés et ceci pour notre plus grand bien !!! Mandala est un terme qui signifie cercle, sphère, environnement en sanskrit . Les bouddhistes l'utilisent surtout pour la médiation, mais il n'est pas besoin d'être bouddhiste pour aimer faire du coloriage, s'appliquer à marier les couleurs, se concentrer pour ne pas dépasser les lignes, et retrouver un petit bout d'enfance. Outre le fait d'être ludique, pratiquer le coloriage de mandalas permet de vider le mental de toutes ses pensées répétitives et de s'aérer l'esprit.

Il me semble qu'il y a plus compliqué comme technique anti stress non ?

G) L AUTOMASSAGE DES PIEDS

Ils nous portent toute la journée, sont souvent compressés dans des chaussures mal adaptées, ne font jamais l'objet de notre plus grande attention et pourtant ils continuent à nous servir. Cela mérite bien un peu plus d'attention de notre part et surtout quand on sait que se masser les pieds peut avoir une action sur nos différents organes !

L'automassage du pied peut être pratiqué chaque jour sans risque d'abus, ormis un abus de bien être

- En position assise, posez un pied sur votre cuisse.

- L'Enduire d'huile, accompagné ou non d'huiles essentielles

- Etirer le pied vers l'avant et vers l'arrière (pointe/flex)

- Attraper les orteils les étirer vers l'avant et l'arrière (pointe/flex)

- Attraper la cheville et faire quelques mouvements de rotation doux

- Attraper les orteils un par un à leur base et les faire tourner 3 fois dans un sens, 3 fois dans l'autre en prenant bien garde à maintenir l'orteil en rotation entre le pouce et l'index

- Effectuer des pressions sur les lignes verticales du dessus du pied

- Frotter la plante du pied et la tapoter avec la main fermée

- Frotter le dessus du pied et tapoter.

- Lisser le pied dans sa totalité pour terminer votre automassage, jusqu'à la cheville.

- Passer à l'autre pied

Les voilà prêts à vous porter pour la journée ou à profiter du repos de la nuit pour se ressourcer selon si vous effectuez votre massage le matin ou le soir.

1) RITUELS DIVERS

Les rituels que je vais vous indiquer sont destinés à vous libérer des liens toxiques qui vous empoisonnent la vie. Ce sont des techniques très simples mais très puissantes à utiliser lorsque vous souhaitez vous libérer d'une relation, d'une situation, d'un lieu, d'une mémoire, etc.....

Le dernier rituel que je vous présenterai, est lui destiné à renforcer votre confiance dans la vie et votre gratitude, favorisant ainsi une plus grande abondance d'évènements heureux dans votre vie.

a) La lettre

Pour toute situation où vous rencontrez des problèmes relationnels avec une personne, où vous n'osez pas exprimer votre colère ou vos sentiments négatifs par peur ou par manque d'affirmation de vous-même, je vous conseille :

- Prenez une feuille de papier vierge

- Ecrivez une lettre comme si vous alliez l'envoyer à la personne

- Mettez y tout ce qui vous préoccupe, lâchez vous, laissez aller vos sentiments sur le papier

- NE RELISEZ PAS VOTRE LETTRE

- Brulez la lettre dans votre cheminée ou dans un récipient

- Pour ceux qui ont un jardin, vous pouvez ensuite enterrer les cendres dans la terre mais ce n'est pas obligatoire.

b) Couper les liens avec une personne

Il existe de nombreuses méthodes pour couper les liens avec une personne avec qui les relations ne sont pas satisfaisantes. Couper les liens ne veut pas dire que la relation va être interrompue, cela veut simplement dire que l'on supprime les attachements non satisfaisants.

Première technique :

- Asseyez vous dans un endroit calme

- Pensez à la personne ou la relation qui vous pose problème

- Avec la main droite faites un geste de façon à fendre l'air en direction de votre flanc gauche

- Tout en faisant votre geste 3 fois, répétez vous mentalement « je coupe les liens avec...... »

- Respirez, c'est terminé !

C'est aussi simple que ça !

Deuxième technique :

Celle-ci a été créée par Jacques Martel, il s'agit de la technique des bonhommes allumettes .

Une technique ludique où il s'agit de

- se dessiner grossièrement,

- dessiner l'autre personne ou un carré représentant la situation

- entourer chaque personnage d'un soleil

- tracer 7 traits d'un personnage à l'autre en les reliant aux chakras

- entourer le tout d'un grand soleil

- et avec une paire de ciseaux couper les liens au milieu

c) Le carnet de gratitude

Si vous souhaitez vivre une vie meilleure, pourquoi ne pas commencer par remercier quotidiennement la vie pour ce que vous avez déjà ? Il s'agit là de l'une des grandes lois universelles, selon laquelle nous attirons ce sur quoi nous portons notre attention. Porter chaque jour son attention sur les soucis quotidiens constitue un peu comme un signal qui indique « j'en veux encore puisque ça m'intéresse ». Pour y remédier, il suffit parfois de peu de choses, juste d'ouvrir un peu les yeux afin de voir le monde qui nous entoure d'une façon plus lumineuse et pour cela rien de tel que le carnet de gratitude.

Il vous faut :

- Un carnet

- Des stylos de couleur

- Des photos à coller si vous le souhaitez

- Des dessins à coller si cela vous chante

Organisez votre cahier comme bon vous semble, afin qu'il vous ressemble justement ! Et chaque soir faites un petit bilan, efforcez vous de trouver 3 choses agréables qui vous sont arrivées , cela peut aller d'un rayon de soleil à un moment passé entre amis, d'une fleur à un vase que vous avez pu vous offrir, etc.... tout ce qui peut compter pour vous comme positif. Notez précieusement ces 3 éléments dans votre cahier et le lendemain....... Recommencez !!!!

LISTE D URGENCE POUR LES CAS OU RIEN NE VA PLUS

Bien entendu, même si vous avez décidé de prendre soin de vous, il se peut qu'il y ait des périodes où rien ne va plus. Ces périodes sont normales, celles où l'on a l'impression que tout part en vrille et qu'on arrivera jamais à tenir le coup dans ce marasme, elles sont destinées au contraire à nous faire évoluer, nous faire grandir. Malheureusement bien souvent nous étouffons ces crises salutaires à grands coups d'anti dépresseurs ou d'anxiolytiques, ce qui ne fait que repousser l'échéance à laquelle ces mêmes situations se représenteront afin qu'enfin nous puissions comprendre la leçon.

Si à un moment vous ressentez ce type de crise, le meilleur conseil que je puis vous donner c'est de laisser aller ce qui vient. C'est-à-dire si vous avez envie de pleurer à grosses larmes faites le, si vous avez envie d'extérioriser votre colère en tapant, choisissez un bon oreiller et autorisez vous à le battre pendant quelques minutes, etc….. ne refoulez pas ces émotions qui montent en les balayant d'un « je vais bien tout va bien », reconnaissez que quelque chose ne va pas et autorisez vous à l'exprimer. Autorisez vous également à prendre du repos, évacuer et exprimer ses émotions est très fatiguant .

Vous verrez ça change tout ou presque !

Voici un rappel des outils que vous pouvez utiliser pour vous aider à mieux traverser ce moment inconfortable :

- Le rescue des fleurs de bach

- Sortir marcher dans la nature , profiter des rayons du soleil s'il est là

- Choisir une pierre qui résonne avec la problématique

- Ecrire, dessiner, crier, tout ce qui sert à s'exprimer

- Choisir de porter des vêtements dans une couleur qui va vous aider

- Respirer une huile essentielle adaptée

Cependant, si malgré tout vous sentez que votre énergie ne revient pas et que vous restez dans cet état plusieurs jours, il serait judicieux de consulter un thérapeute qui pourra vous aider . Il existe de nombreuses thérapies naturelles à votre disposition : l'énergétique, la sophrologie, l'acupuncture, l'EFT, mais aussi les massages et le shiatsu par exemple.

EPILOGUE

Eh bien nous voici arrivés au terme de notre aventure commune et j'espère que vous prendrez autant de plaisir à appliquer ces conseils que j'en ai eu à travailler à vous les transmettre.

Et n'oubliez surtout pas d'être curieux, de remettre en question les certitudes présentes et d'oser être vous-même en toute circonstance.

Tables des Matières

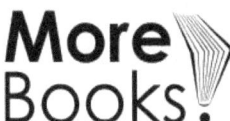
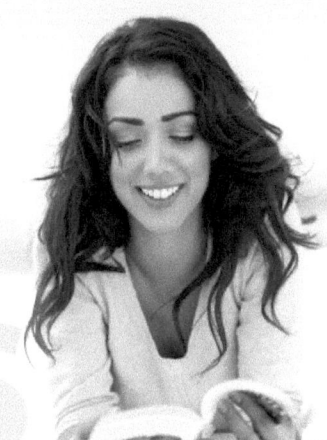
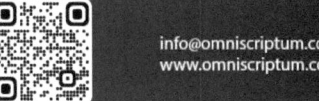
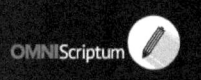

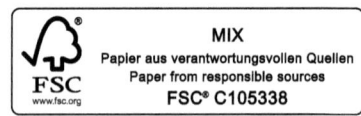
Printed by Books on Demand GmbH, Norderstedt / Germany